Wunder · Wunder

Wunderleicht® Fasten

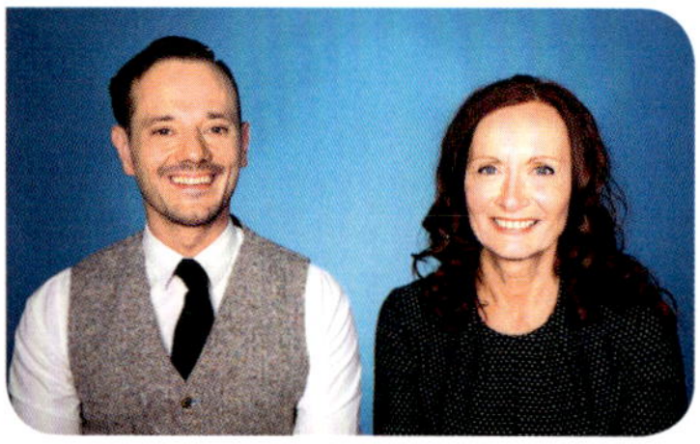

Die Ärztin **Dr. med. Lulit Wunder** und ihr Ehemann, der Diätologe **Mabon Wunder**, richten seit Jahren ihre fachliche Kompetenz, ihre vielfältigen praktischen Erfahrungen und ihre gesamte Energie auf die Themen Stoffwechsel- und Ernährungstherapie, Heilfasten und Leberreinigung. Dabei ergänzen sich die beiden perfekt: Während Dr. med. Lulit Wunder als Fastenärztin und Ärztin für F. X. Mayr- und Kurmedizin einen Blick auf die medizinische Seite wirft, geht Mabon Wunder als Diätologe, Ernährungstherapeut und Fastenleiter bei allen Stoffwechsel- und Ernährungsthemen in die Tiefe und unterstützt bei der praktischen Umsetzung. Gemeinsam führen sie in Graz, Österreich, eine große Praxis für medizinisch angeleitetes Heilfasten, F. X. Mayr-Kuren und Ernährungstherapie. Als Anbieter von Heilfasten- und Leber-Detox-Kuren in ihrer Praxis wie auch mittels Online-Kursen und Webinaren zu diesen Themen haben sie sich über Österreich hinaus einen Namen gemacht.

Dr. Lulit Wunder · Mabon Wunder

Wunderleicht® Fasten

Heilfasten ganz einfach zu Hause, das praktische Programm für den Alltag und den Beruf

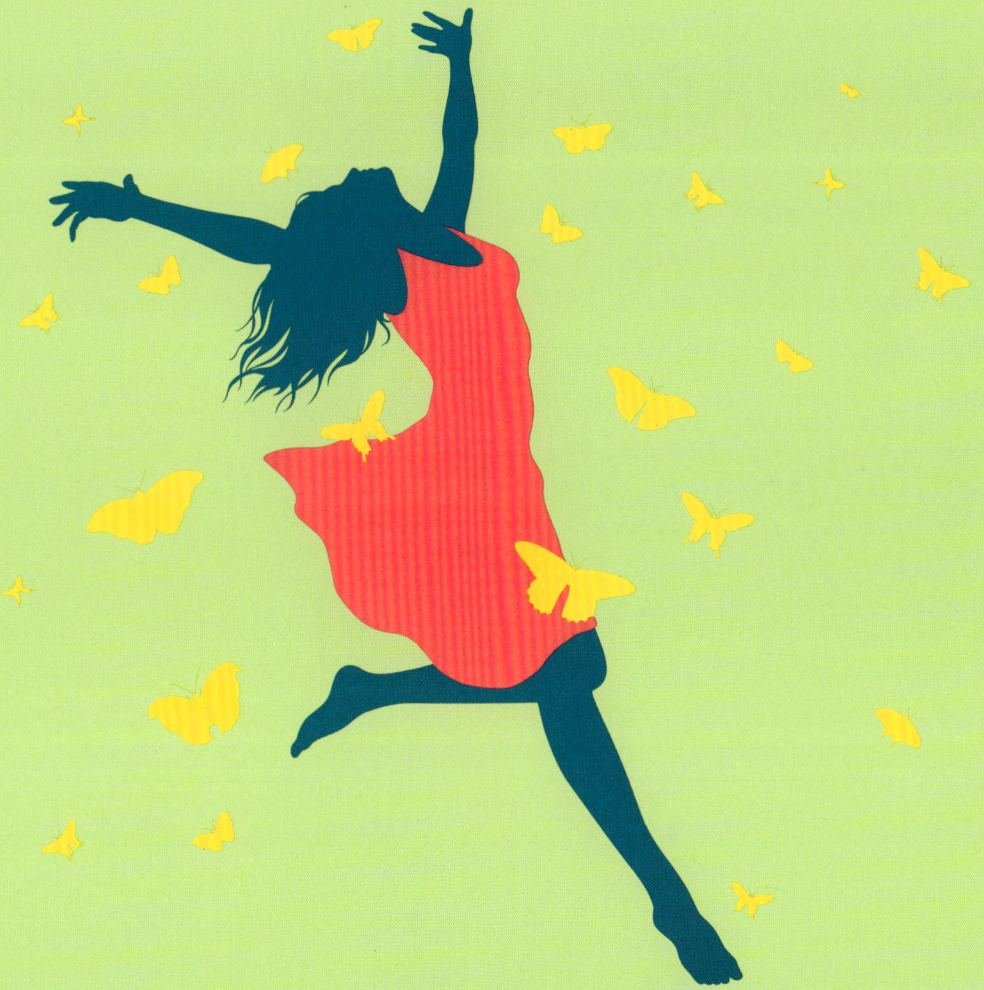

TRIAS

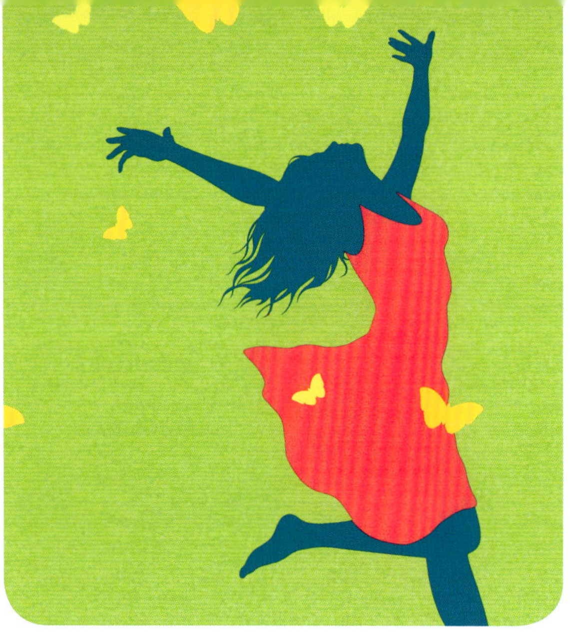

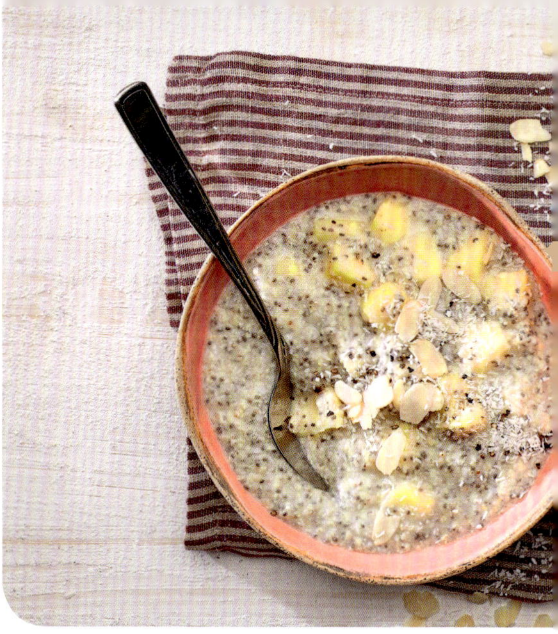

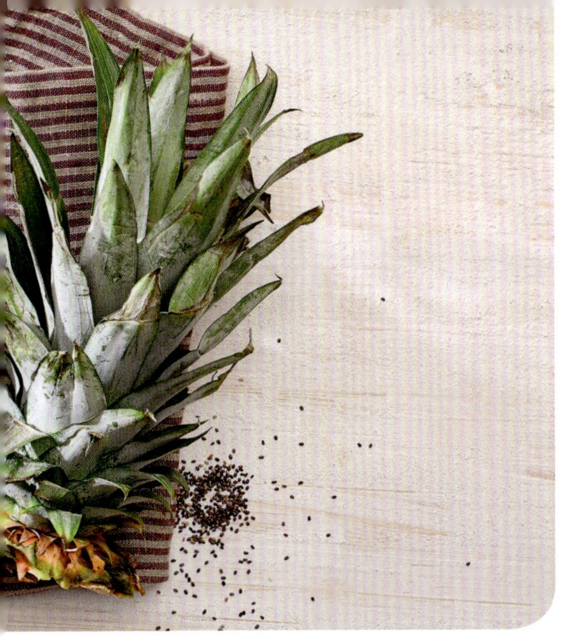
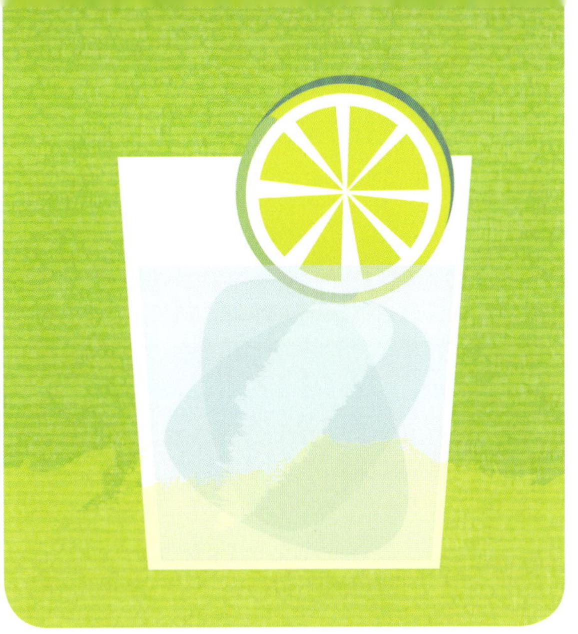

Liebe Leserin, lieber Leser,

haben Sie selbst schon den einen oder anderen Fastenversuch hinter sich? Oder haben Sie es bis jetzt noch nicht probiert – vielleicht weil Sie der Gedanke, worauf Sie beim Fasten alles verzichten müssten, irgendwie doch ein wenig abschreckt?

Dann verraten wir Ihnen ein Geheimnis: Heilfasten hat in Wahrheit gar nichts mit Hungern zu tun! Und es geht leichter, als Sie jetzt vielleicht noch glauben.

Woran liegt es, dass heute immer mehr Menschen regelmäßig fasten – sich also ganz bewusst dafür entscheiden, eine Zeit lang auf Nahrung zu verzichten? Die Gründe dafür sind gewiss vielfältig, aber eines haben all diese Menschen gemeinsam: Sie wollen sich selbst damit etwas Gutes tun.

Das Motiv des Fastens zieht sich durch die gesamte Geschichte der Menschheit. Ganz gleich, ob gesundheitliche oder auch religiöse Motive dahinterstehen – die positive Wirkung ist unbestritten. Denn Fasten hat eine erstaunliche Wirkung auf den gesamten Organismus. Es ist ein immer modernes ernährungstherapeutisches Werkzeug mit ungeahntem Heilpotenzial. Gäbe es ein Medikament, das so wirkungsvoll wäre wie das Heilfasten, würde es die gesamte medizinische Welt revolutionieren.

Wenn Sie dieses Werkzeug beherrschen, betreten Sie eine neue Welt mit ungeahnten Möglichkeiten. Es ist die Methode schlechthin für ein nachhaltiges Gewichts- und Stoffwechselmanagement mit beinahe grenzenloser Anti-Aging-Kapazität. So, als ob Sie den Reset-Knopf in Ihrem Körper drücken! Hört sich das nicht fantastisch an? Ist es auch!

Womit wir in der Praxis Wunder mit großer Begeisterung arbeiten, ist die Idee, das Heilfasten in der heutigen Zeit noch besser zu machen und damit diese wunderbare Technik ins 21. Jahrhundert zu bringen. Mit diesem Buch werden Sie zu Mitwissern. Sie erkennen die versteckten biologischen Zusammenhänge und lernen Ihren Stoffwechsel besser zu verstehen.

Und mehr noch, in unseren Wunderleicht-Fasten-Resets finden Sie gleich drei detaillierte Anleitungen, wie Sie selbst dieses Wissen zu Ihrem persönlichen Nutzen anwenden.

Je nachdem, was Sie erreichen wollen und wie es zu Ihrem Lebensalltag passt, wenden Sie die unterschiedlichen Reset-Programme an oder kombinieren diese auch:

- Reset 1: Intervallfasten, das ist die Kunst der richtigen Essenspausen. Wir zeigen Ihnen, worauf es dabei ankommt.
- Reset 2: Auch unser Kurzzeitfasten lässt sich unkompliziert durchführen und ist dabei erstaunlich effektiv.
- Reset 3: Das große 30-Tage-Programm beinhaltet eine intensive Heilfastenwoche. Sie erzielen fantastische Gesundheitseffekte – und das, während Sie fit Ihren Arbeitsalltag meistern.

Dieses Buch ist als Praxis-Buch gedacht. Es soll Ihnen eine hilfreiche und sichere Basis schaffen und das mühsame Lernen aus eigenen Irrtümern und Fehlschlägen möglichst ersparen. Es vereint die Erkenntnisse aus der modernen wissenschaftlichen Forschung und unserer jahrzehntelangen Arbeit mit Tausenden von Patienten. Denn auch praktische medizinische Erfahrung ist Evidenz - in mancher Hinsicht sogar die wertvollste.

Die Geschichten rund um unsere Buchhelden Clara und Alexander sind typische Beispiele, wie wir sie jeden Tag in unserer medizinischen Arbeit erfahren. Sie sind direkt aus dem Leben gegriffen. Mit einem kleinen Augenzwinkern illustrieren sie, wie es sich im Alltag zeigt, wenn stoffwechselmäßig etwas aus dem Ruder zu laufen beginnt. Vielleicht kommt Ihnen selbst das eine oder andere davon ja bekannt vor ...?!

Sind Sie bereit, den Reset-Knopf in Ihrem Körper zu drücken? Es ist uns eine Freude, Sie mit unserer Wunderleicht-Methode dabei zu begleiten!

Graz, im Frühjahr 2020

Dr. med. Lulit Wunder und Dipl.-Ing. Mabon Wunder BSc

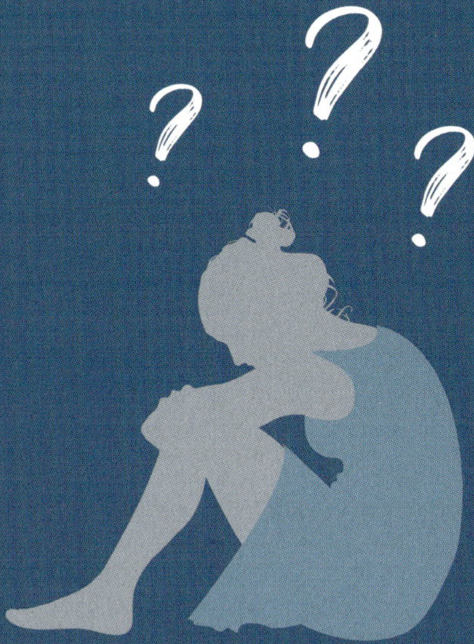

Brauchen Sie einen

FASTEN-RESET ?

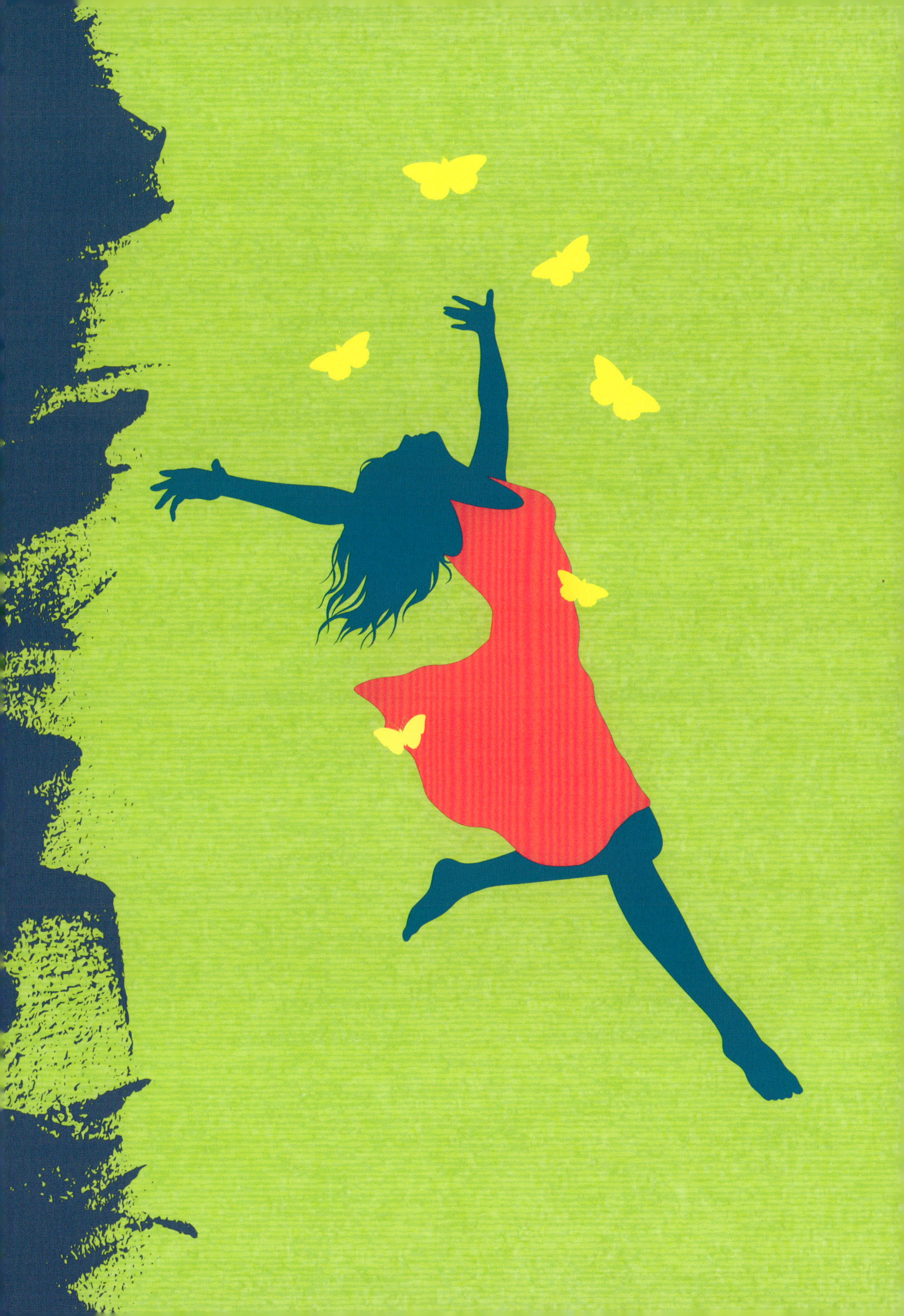

Wie geht es Ihrem Bauch?

»Gesundheit ist gewiss nicht alles, aber ohne Gesundheit ist alles nichts!« Schopenhauers Weisheit ist zeitlos. Doch was bedeuten diese Worte konkret für uns?

Was können wir heute für unser Leben erwarten? 84,2 Jahre für die Frauen und 79,5 Jahre für die Männer. Das ist unsere statistische Lebenszeit. So alt werden Menschen heute offiziell in Westeuropa, zwischen den einzelnen Ländern gibt es da nur geringe Unterschiede.

Doch woran sterben wir denn nun eigentlich? Ein kleines Gedankenspiel: Denken Sie jetzt einmal an all die Menschen, die Bedeutung in Ihrem Leben haben oder hatten. Starten Sie mit jenen, die Ihnen am nächsten stehen: all Ihre Lieben, die Familie, der Freundes- und Bekanntenkreis, die Arbeitskollegen ... erweitern Sie so lange, bis Sie bei etwa 100 angekommen sind. Nun stellen Sie sich vor, Sie sind mit diesen Menschen zusammen in einem großen Raum und feiern.

Rein statistisch betrachtet, werden 26 von ihnen an Krebs sterben und ganze 43 an Herz- und Kreislauferkrankungen. Bei 5 Personen wird eine Stoffwechselerkrankung, wie Diabetes, tödlich enden. Vier von ihnen werden eine Erkrankung der Verdauungsorgane nicht überleben.

Es mag makaber erscheinen, das so zu berechnen und aufzuschreiben. Doch das ist unsere Realität. Aber wir nennen Ihnen diese zugegeben harten Fakten nicht ohne Grund. Denn: Auf all diese Zahlen haben wir persönlich und direkt Einfluss!

Wenn Essen krank macht

Alle Krankheiten, die wir Ihnen eben genannt haben, haben nämlich etwas gemeinsam. Sie sind samt und sonders, zumindest zu einem erheblichen Teil, ernährungsbedingt. Um es auf den Punkt zu bringen: 78 von 100 Menschen sterben heute an Ursachen, die wir über die Art und Weise, wie wir essen, verändern könnten. Also mehr als drei Viertel.

Natürlich ist diese Erkenntnis keine Neuentdeckung. Wir finden entsprechendes

Heilwissen aus allen Medizintraditionen überliefert. Was, wie und wie viel wir essen, beeinflusst alle Bereiche unserer Gesundheit. Doch interessanterweise ist diese Selbstverständlichkeit in den letzten 100 Jahren in unserer Gesellschaft verloren gegangen. Stellen Sie sich nur einmal vor, wir würden als Gesellschaft diesen einen Faktor unter Kontrolle bekommen. Das könnte einen Großteil unserer Krankeneinrichtungen überflüssig machen. Das erscheint Ihnen fantastisch und unrealistisch? Im gesellschaftlichen Zusammenhang mag dies vielleicht nicht mehr als ein Gedankenspiel sein. Aber was bedeutet das alles für Sie persönlich? Demnach hat die Mehrzahl aller Beschwerden, die Sie jemals hatten oder haben werden, damit zu tun, wie Sie mit diesem Bereich Ihres Lebens umgehen.

Und mit hoher Wahrscheinlichkeit lassen sich tatsächlich viel mehr der Beschwerden und Symptome, die Ihnen vielleicht gerade zu schaffen machen, von Ihnen selbst unmittelbar beeinflussen. Allein dadurch, wie, was, wann und wie oft Sie essen. Denn ab dem Zeitpunkt, an dem Sie damit beginnen, in Ihrem Alltag überdurchschnittlich gute Entscheidungen für sich und Ihren Körper zu treffen, definiert eben nicht mehr die Durchschnittsnorm Ihr gesundheitliches Schicksal.

Clara

Der Blick zurück

» *Irgendwie ist es schon frustrierend«, bringt es Claras Freundin Johanna auf den Punkt: »Ab einem gewissen Alter bleibt figurbewussten Frauen doch eigentlich nur noch Salat als Option!« Clara seufzt zustimmend und nimmt noch einen Schluck Tee. Sie weiß nur allzu gut, was Johanna meint.*

»Weißt du noch, wir beide in der Studienzeit: Niemals hätten wir uns gedacht, dass dies so ein großes Thema für uns sein könnte – unvorstellbar! Da haben wir doch überhaupt nicht darauf geachtet, was wir essen! Klar, Sport haben wir damals viel mehr gemacht. Das hat sicher auch mitgeholfen, auch wenn es uns gar nicht so bewusst war. Die Hauptsache war für uns doch der Spaß daran! Aber naja, damals war eben doch noch mehr Freiraum für solche Dinge, oder?

Mit der Zeit ändert sich das dann so allmählich, ohne dass du es bemerkst. Alles dreht sich plötzlich um die Familie. Und im Job geht es ja schließlich auch nicht immer nur locker zu. Bei dem ganzen Stress rundherum, da ist dann der ständige Kampf mit den Pfunden oft einfach zu viel. Da lässt man schon einmal ›Fünfe gerade‹ sein nach einem langen Tag oder gönnt sich zwischendurch einmal eine kleine Belohnung. Aber das rächt sich halt eben immer …«

»Ach, jetzt bist du aber zu streng mit dir!«, wirft Johanna ein. »Überleg doch mal, ich erinnere mich noch genau, wie du dich ins Zeug gelegt hast mit der gesunden Ernährung, als deine beiden Kinder so ins Schulalter gekommen sind. Die sollten ja gesund aufwachsen, mit möglichst wenig Chemie im Essen und genug Vitalstoffen. Da hast du doch Bücher über gesunde Ernährung geradezu verschlungen …

Gute Versorgung – schlechte Entsorgung

30 Tonnen – das ist das Gewicht von neun Elefanten. Solch eine Menge an Nahrung schleusen wir im Laufe unseres Lebens durch unseren Verdauungstrakt. 30 Tonnen Nahrung marschieren – buchstäblich – durch uns hindurch im Laufe dieser Zeit. Und die Problematik in unseren Körpern ist im Grunde dieselbe, die wir aktuell auch im Außen, in unserer Umwelt, ganz heftig erleben: Die Versorgung ist reichlich, aber die Entsorgung ist mangelhaft. Da hapert es oft. In der Umwelt landet dann alles irgendwann auf einer Mülldeponie. Und wie ist das jetzt bei uns? Gibt es da vielleicht auch innere Mülldeponien?

Was unsere Bauchform verrät

Ist es nicht faszinierend, wie unterschiedlich Bäuche aussehen können …? Hier lohnt sich auch ein genauerer Blick. Denn da geht es um viel mehr als die bloße Ästhetik. Die Bauchform verrät viel über den Zustand Ihrer Verdauung und damit indirekt auch über Ihre Gesundheit. Denn ein dicker Bauch hat nämlich nicht immer mit übermäßiger Fetteinlagerung zu tun. Die meisten dicken Bäuche sind vor allem überfüllt, gebläht, gereizt und entzündet. Und solch ein Zustand wirkt sich auf die gesamte Körperhaltung aus. Die folgende Abbildung (Seite 13) soll das schematisch verdeutlichen.

Sturm im Bauch

Die Figur ganz links zeigt uns eine gesunde Bauchform. So ist die Silhouette eines Menschen, der seine Nahrung optimal aufnehmen und verstoffwechseln kann. Alle anderen Figuren haben mehr oder minder ausgeprägte Verdauungsprobleme. Ein entsprechend geschultes Auge kann durchaus schon allein an den spezifischen Veränderungen erkennen, wo das Problem liegt, wo etwas schon einige Zeit aus dem Ruder gelaufen sein muss.

Gas-Gär-Bauch

Wie zum Beispiel beim sogenannten Gas-Gär-Bauch auch (die beiden rechten Figuren). Dieser entsteht, wenn zu viele oder auch die falschen Kohlenhydrate in unserer Nahrung sind. Ein Übermaß an Obst, Süßigkeiten oder Getreide, meist noch verstärkt durch die Hefe im Brot, in der Pizza oder auch im Bier. Die Verdauung ist damit überfordert und es beginnt im oberen Teil des Darms zu gären. Dies passiert im Dünndarm, jenem zentralen Darmabschnitt in der Mitte unseres Körpers, in dem die eigentliche Nährstoffaufnahme passiert.

Die entstehenden Gase blähen die Darmschlingen auf und drängen den Darm höher nach oben. Die Folge: Der Oberbauch wölbt sich vor. Bleibt dieser Zustand bestehen, wird diese Vorwölbung im Laufe der Zeit immer größer und fester. Anfangs bemerkt man noch nicht so viel außer den Blähungen und dem Völlegefühl; es drückt eben immer wieder einmal nach dem Essen, wie etwa nach dem Abendessen mit viel frischem Brot. Das Endresultat, also die Maximalausprägung, kennen wir aus der F.X. Mayr-Medizin unter dem Begriff »Großtrommelträgerhaltung«. Der Volksmund sagt bei den Männern auch Bierbauch dazu und hat damit vollkommen Recht, denn was ist drinnen im Bier? Mit Hefe vergorene Kohlenhydrate – eine für den gereizten Bauch explosive Kombination. Frauen umschreiben das anders. Sie kommen zu uns in die Praxis und sagen: »Mein Bauch sieht oft aus wie im siebten Monat schwanger.«

Verdauungsstörungen resultieren in typischen Bauchformen. (Die Abbildung orientiert sich an der Darstellung von F.X. Mayr, der diese Zusammenhänge treffend skizzierte.)

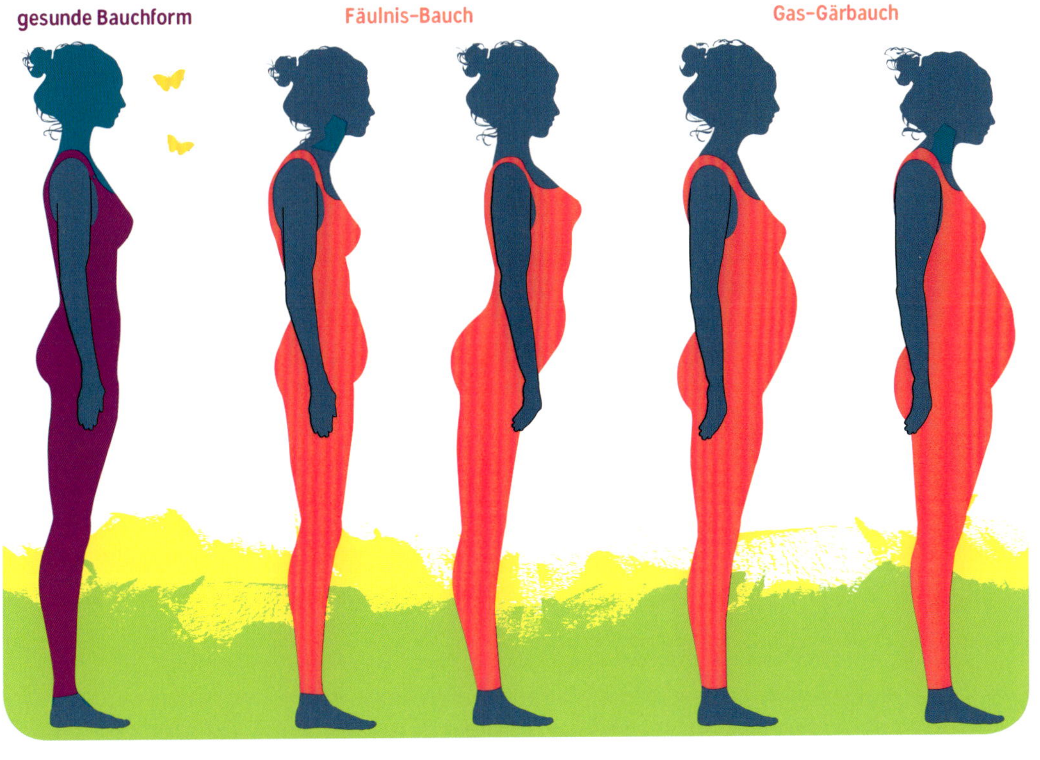

Fäulnis-Bauch

Es gibt noch eine zweite klassische Ausprägung unter den Bauchformen: den Fäulnis-Bauch. Dieser entsteht ebenfalls durch Fehlverdauungsprozesse, diesmal jedoch durch mangelhafte Eiweißaufspaltung. Hervorgerufen wird dieser Zustand meist durch anteilsmäßig zu viel (meist tierischem) Eiweiß im Essen.

Fäulnis entsteht, der schwere Darminhalt bleibt liegen und schiebt die Darmschlingen nach unten. Die Form des Bauches ist hier also ganz anders: Die Vorwölbung bildet sich in diesem Fall im unteren Teil, denn die vergrößerten Darmteile brauchen mehr Platz im Becken. Doch hier gibt es bald eine natürliche Sperre: Die Beckenknochen können sich nicht ausdehnen wie der Oberbauch. Um genügend Raum für den Darm zu schaffen, wird das Becken nach hinten gekippt: Das ist dann die sogenannte »Entenhaltung«. Diese Variante sehen wir viel häufiger bei Frauen aufgrund der anatomisch größeren Beweglichkeit des weiblichen Beckens.

Fäulnisgase sind ziemlich giftig, sie verursachen schnell einmal Entzündungen und damit Schmerzen. Und je stärker die Entzündung ist, desto spitzer wird der Bauch. Das frustriert auch schlanke Menschen, bei denen die Figur prinzipiell passt und eben nur der Bauch hervorsteht.

All diese vom Idealbild abweichenden Bauchformen hängen damit zusammen, wie der Verdauungsapparat auf das reagiert, was wir ihm zuführen. Kann er alles verarbeiten und abtransportieren? Oder bleiben da buchstäblich Dinge liegen, die eigentlich gar nicht mehr hineingehören?!

Clara

Sie probiert es mit Rohkost

» *Vor 12 Jahren hatte Clara ihre Ernährung umgestellt: weg mit dem raffinierten Zucker und den Weizenprodukten. Rohkost war angesagt, am besten zwei Drittel pro Tag! Anfangs war es schon ein wenig schwierig gewesen mit der Familie – aber sie haben sich daran gewöhnt, dass Clara fast nur noch »gesunde Leckereien« auftischte: Obst statt Kuchen, zum Frühstück gab es Smoothies und statt Süßigkeiten Trockenfrüchte. Und die positiven Veränderungen waren wirklich deutlich zu spüren. Clara brauchte weniger Schlaf und der tägliche Durchhänger nach dem Mittagessen war wie weggeblasen. Sie fühlte sich frischer und leichter und genoss die Komplimente, die sie dafür bekam. »Und hast du eigentlich gewusst, wie lecker Rohkost-Törtchen schmecken können? Ich schwöre dir, da merkst du gar nicht, dass du etwas Gesundes isst«, schwärmte sie damals Johanna vor.*

Doch nach einem Jahr war es mit dem Hochgefühl dann ziemlich vorbei. Clara hielt zwar ihr Gewicht, aber der Bauch war immer öfter gereizt und gebläht. Sie war frustriert und verzweifelt: »Egal, was ich esse, dem Körper passt es einfach nicht. Dabei esse ich doch so bewusst! Gesundes Obst und Gemüse und sonst nur

Vollkornprodukte. Ich scheine gar nichts mehr zu vertragen. Mir kommen schon manchmal Zweifel, ob das wirklich so gesund für mich ist. Immer öfter hab ich Lust auf die Dinge, die die anderen essen. Besonders auf Fleisch – dabei hatte ich mir geschworen, nie wieder welches zu essen! «

Nichts geht mehr

» *Bei Clara wurde eine Fructoseintoleranz festgestellt und sie hörte daraufhin auf, so viel Rohkost zu essen. »Was blieb mir denn anderes übrig, die Befunde in der Klinik waren eindeutig. Und mein Darm ist ja jetzt wirklich nicht mehr so gereizt, seit ich das viele Obst weglasse. Aber irgendwie fehlt jetzt der ganze Schwung. Es bewegt sich nichts mehr. Und das auch noch buchstäblich«, meint sie mit schwarzem Humor beim Kaffee mit Johanna. »Der Darm streikt. Meine Verdauung spielt nicht mehr mit. Da geht nicht mehr so viel raus, wie es sollte, ich spür das einfach. Die Koloskopie-Untersuchung vor zwei Monaten hat einen ›verlängerten Darm‹ ergeben. Das würde die Beschwerden erklären, hat mir der Arzt gesagt. Aber ich hab doch früher gar nichts davon bemerkt!* «

Auch der Dickdarm hat zu kämpfen

Vereinfacht ausgedrückt, sind der Dünndarm für die Aufnahme der Nährstoffe und der Dickdarm für die Entsorgung des »Restmülls« zuständig. Wenn nun ständig zu viel oder die falsche Nahrung im Verdauungstrakt landet, bekommt allmählich auch unser Dickdarm ein Problem.

In Illustrationen wird der Dickdarm immer so dargestellt, dass er wie ein umgekehrtes U den Dünndarm einrahmt. So lehrbuchmäßig sieht die Realität aber leider meist nicht aus. Immer häufiger lesen wir die Diagnose »verlängerter Darm« auf Koloskopiebefunden, die unsere Patienten mitbringen. Aber, wie kann sich denn der Darm verlängern?

Wird über längere Zeit nicht gut verdaut, wirkt sich das letztlich auch auf den Darmtonus, also die natürliche Muskelspannung in der Darmwand aus. Diese verändert sich und der Darm wird schlaffer. Die Muskeln in der Darmwand arbeiten nur noch eingeschränkt. Die natürliche Beweglichkeit – also die Peristaltik des Darms – funktioniert dann nicht mehr richtig. Es wird zu wenig weitertransportiert: Der Darm verstopft.

Bei Menschen mit chronischer Verstopfung wächst der Dickdarm mit der Zeit in die Länge, um das ständig erhöhte Volumen aufnehmen zu können. Man könnte auch sagen, er leiert aus. Irgendwo muss der ganze Darminhalt ja schließlich gelagert werden. Solche Veränderungen erkennen Sie übrigens nicht an der Form Ihres Bauches. Denn diese wird viel mehr durch den Dünndarm als durch den Dickdarm bestimmt.

Wie können Sie nun für sich Rückschlüsse ziehen, ob Ihr Dickdarm Unterstützung benötigt? Der häufigste Indikator dafür sind unvollständige Stuhlentleerungen. Unsere Patienten beschreiben das dann oft mit dem Gefühl, dass da »eigentlich mehr drinnen ist, als rausgeht«. Regelmäßiger Stuhlgang allein bedeutet also noch nicht, dass mit Ihrem Verdauungsapparat alles in Ordnung ist. Möglicherweise ist da trotzdem eine verdeckte Verstopfung im Spiel.

Warum haben wir oft Verdauungsprobleme?

Doch warum kämpfen heute so viele mit Verdauungsproblemen? Das hat es doch früher so nicht gegeben! Ja, genau so ist es auch. So finden wir auch die Antwort darauf beim Blick in die Vergangenheit. Unsere Ernährung hat sich in den letzten Jahrzehnten dramatisch verändert. Doch unser Körper ist noch genauso beschaffen wie der unserer Vorfahren vor Tausenden von Jahren. Die meisten von uns essen zu oft, zu viel – und besonders wichtig: das Falsche. Mit vielen unserer heutigen hoch verarbeiteten, mit allen möglichen Zusatzstoffen versetzten Lebensmitteln kann unser Organismus nicht wirklich umgehen. Er kann sie nicht vollständig verstoffwechseln und entsprechend auch nicht sauber ausscheiden.

Unser Körper muss dann auf ein Notprogramm umschalten: Er neutralisiert die unverdaulichen und nicht verwertbaren, also belastenden und eigentlich giftigen Stoffe auf die für ihn bestmögliche Weise. Das heißt, er lagert diese erst mal an Orten ab, an denen sie nicht akut bedrohlich für ihn sind. Er schafft aus der Not heraus Depots. Und je häufiger dies geschieht, desto mehr sammelt sich im Laufe der Zeit an. Unser Körper hat nämlich noch kein ergänzendes Programm, mit dem er diese vielen, un-natürlichen und – evolutionsmäßig gesehen zu neuen – Stoffe wieder losbekommt. Es überfordert ihn ganz einfach.

Das alles spüren wir nicht in unseren Zwanzigern und die meisten von uns auch noch nicht in den Dreißigern. Da kann der Organismus noch vieles kompensieren. Aber mit zunehmenden Jahren schleichen sich dann allmählich diese kleineren und größeren, lästigen Unpässlichkeiten ein. Die sind zwar noch kein Anlass zu großer Sorge, aber sie machen das Leben beschwerlicher – und lassen uns vielleicht manchmal schon ein wenig zu »alt aussehen«.

Clara

Jetzt hat sie es auch noch im Rücken

Beim Ausräumen des Geschirrspülers fährt Clara plötzlich wie aus dem Nichts ein scharfer Schmerz durch den Körper. Ihr bleibt kurz die Luft weg und sie kann sich nicht mehr richtig aufrichten. Da bleibt wohl keine Wahl – ab in die Klinik.

»Noch mal glimpflich abgelaufen«, sagt ihr der Arzt bei der Abschlussvisite. »Die Wirbelsäule hat sich wieder stabilisiert. Doch Ihre Knochendichte hat bereits deutlich abgenommen, sagen mir die Befunde. Nehmen Sie zusätzlich Kalzium ein und trainieren Sie auch regelmäßig Ihre Rückenmuskeln, um stabil zu bleiben.

Ach ja, das Cholesterin ist bei Ihnen auch schon im oberen Bereich, aber das ist altersentsprechend noch in der Norm.«

Unmut steigt in Clara hoch. »›Altersentsprechend‹, was soll das denn jetzt? Ich bin doch keine alte Frau! «

Rückenschmerzen und Haltungsprobleme

Immens viele Menschen sind von chronischen Rückenschmerzen und Nackenverspannungen betroffen. Doch wer denkt schon daran, dass diese Beschwerden mit Verdauungsproblemen zu tun haben könnten?

Verdauungsstörungen können zu Fehlhaltungen und Rückenschmerzen führen.

Gar nicht so selten sind hartnäckige, therapieresistente Rückenschmerzen ein Indikator für einen maroden Dickdarm. Abgesehen von den Folgen für den Stoffwechsel wirkt sich nämlich solch ein Gär- oder Fäulnis-Bauch auch direkt auf die Körperhaltung aus.

Schauen wir uns dazu so einen klassischen Gärbauch doch noch einmal an. Das vermehrte Volumen hängt wie ein Zusatzgewicht von vorne an der Wirbelsäule und

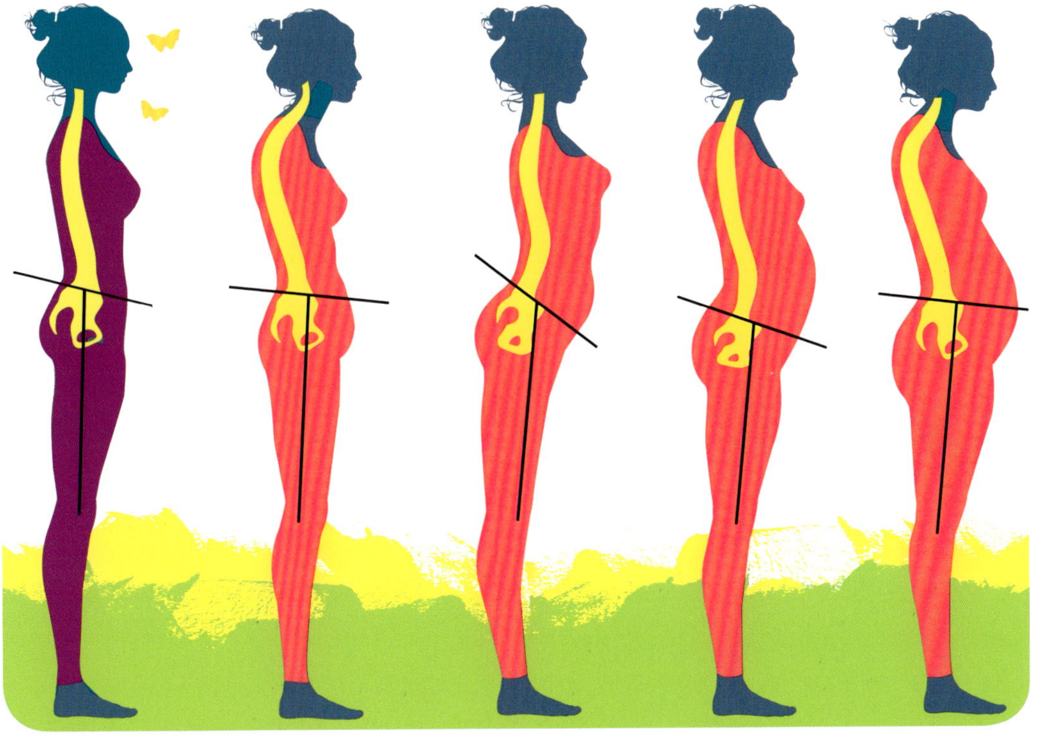

führt zu einer einseitigen Belastung. Darüber hinaus benötigt so ein überfüllter, aufgeblähter Darm auch mehr Platz, als im Bauchraum natürlicherweise gegeben ist. Die Wirbelsäule muss sich also buchstäblich verbiegen. Einerseits, um mehr Raum zu schaffen und andererseits, um das ungünstig verteilte Gewicht irgendwie auszubalancieren. Bei der nicht weniger häufigen typischen »Entenhaltung« erkennt man die Verbiegung der Wirbelsäule ganz direkt. Das Becken ist extrem nach hinten gekippt, um vorne Platz für den vergrößerten Darm zu schaffen.

Verspannungen und Schmerzen sind in beiden Fällen programmiert. Massage und Physiotherapie bringen dann wohl Erleichterung, aber eben nur kurzfristig. Denn die Ausgangssituation bleibt dabei unbehandelt – und damit unverändert.

Die vorhergehende Abbildung (Seite 17) veranschaulicht Ihnen die anatomische Beziehung zwischen Bauchvolumen und Wirbelsäulenhaltung. Ähnliche Schaubilder sieht man häufig auch in Praxen für Physiotherapie, wo die gleichen Verbiegungen der Wirbelsäule dargestellt werden. Was dort aber so gut wie immer fehlt, ist die Darstellung der dazugehörigen Bäuche, die erklären könnte, wo nur allzu oft die eigentliche Ursache des Problems liegt.

Wir beobachten regelmäßig, dass sich nach einem Fasten-Reset oder im Zuge einer Ernährungstherapie mit entsprechender Darmsanierung der Darmzustand deutlich zu verändern beginnt. Der Darm wird wieder beweglicher und vitaler, der Lymphstau löst sich auf und die natürliche, symmetrische Bauchform zeigt sich wieder. Und bildet jenes Bauchrelief, das wir eigentlich haben sollten.

Ist Ihr Darm nicht voll funktionsfähig, dann werden alle Maßnahmen nur oberflächlich und kurzzeitig helfen. Hier gilt es, das Problem von Grund auf zu lösen. Das Ziel muss immer eine Gesundung von Dünndarm und Dickdarm sein, sonst werden Ihnen Diäten, Detox-Kuren und Ernährungsumstellungen niemals jene Resultate bringen, die Sie sich erhoffen. Unsere Anleitung zum Wunderleicht-Reset ist darauf ausgelegt, Ihnen dies zu ermöglichen.

Selbst die Atmung hängt mit dem Darm zusammen

Auch Ihre Atmung kann Ihnen hilfreiche Rückschlüsse auf den Zustand Ihres Bauches geben; denn unser Darm beeinflusst die Art und Weise, wie wir atmen, ohne dass uns das jemals bewusst ist.

Vielleicht nehmen Sie sich die Zeit für einen kurzen Test: Legen Sie dazu eine Hand auf Ihren Bauch und atmen Sie mehrere Atemzüge lang ganz normal, so wie immer. Tendieren Sie, wie die meisten erwachsenen Menschen, zur Brustatmung? Kostet es Sie Überwindung, wirklich tief in den Bauch zu atmen?

Beim Atmen unterscheiden wir zwischen Brust- und Bauchatmung: Bei der Brustatmung ziehen die Rippen das Zwerchfell passiv in die Höhe, die Bauchwand bewegt sich dabei kaum. Im Gegensatz dazu zieht sich bei jedem Bauchatemzug das Zwerchfell aktiv zusammen und entspannt sich dann wieder. Dadurch verkleinert bzw. vergrößert sich der Bauchraum im Atemrhythmus.

Auf die Darmschlingen wirkt diese leichte Sog- und Presswirkung stimulierend, das heißt, sie werden rhythmisch mitbewegt. Die Bauchatmung stellt also eine Massage für alle Bauchorgane dar. Dies ist physiologisch sehr günstig. Die natürliche Darmeigenbewegung, die Peristaltik, wird dadurch mit angeregt. Der Darminhalt wird besser transportiert, Verstopfung wird vorgebeugt, die Verdauung gefördert und der gesamte Bauchraum bis in den Beckenraum hinein entspannt. Diese Form der Atmung verwenden wir unbewusst immer, wenn wir entspannt sind, beispielsweise beim Sitzen oder Schlafen.

Die Brustatmung setzen wir gern ein, um unseren Bauch bewusst flach zu halten. Vor allem aber dient sie uns zur Bewältigung akuter Stresssituationen.

Wenn nun Ihre Bauchatmung gehemmt ist und Sie ausschließlich über die Brust atmen, kann dies aber auch ein Zeichen dafür sein, dass der Darm gereizt oder entzündet ist. Denn ein entzündeter Darm mag keine Massage. Ist der Darm gestresst, nimmt er lieber eine ruhige Schonhaltung ein. Denn Druck und Bewegung verschlimmern bei Entzündungen und Reizzuständen in den allermeisten Fällen Schmerz und Unbehagen – beim Darm ganz genau so, wie wir das eben bei jedem anderen Körperteil auch kennen.

Um das zu vermeiden, werden dann die entsprechenden Nervensignale ans Zwerchfell geschickt und instinktive Brustatmung ist die Folge. Ein echtes Zivilisationsphänomen.

Alexander

Auf dem Weg nach Hawaii

» *Alexanders Anschlussflug nach Hawaii hat 1 Stunde Verspätung. Vom Gate blickt er hinaus auf den Sonnenaufgang – genau hier stand er auch schon vor einem Jahr. Viel angespannter als heute, voller Aufregung vor der ersten Teilnahme beim weltgrößten »Ironman«. Diesmal weiß er, was ihn in den nächsten Tagen erwartet. Hawaii ist eben doch etwas ganz anderes als der Wörthersee in der Heimat. Heute weiß er, die fast 4 Kilometer Schwimmen im ungewohnten Meer hatten ihn schon zu Beginn zu viel Kraft gekostet. Aber an diesem Schwachpunkt hat er jetzt 1 Jahr lang intensiv gearbeitet.*

All die Erinnerung an das, was war, und die Vorfreude auf die nächsten Tagen erfüllen ihn mit einem tiefen Gefühl der Dankbarkeit. Wie er und sein Körper sich in den letzten Jahren verändert haben, hätte er niemals für möglich gehalten. Er kann es kaum glauben, in welcher Höchstform er sich heute befindet. Mit 61 Jahren, wo die meisten seiner Freunde schon von Pensionierung träumen, fühlt er sich fitter und lebendiger denn je.

»Vor 7 Jahren war alles noch ganz anders«, sagt er im Flieger zu seinem Sitznachbarn, als sie sich gegenseitig erzählen, was sie nach Hawaii führt. »Da war ich schon lange mittendrin in der gesundheitlichen Abwärtsspirale – und hatte es nicht einmal bemerkt. «

Säure-Basen-Haushalt – oft in Schieflage

Gehen wir einmal Millionen von Jahren zurück – zum sogenannten Ur-Ozean: Dort hat alles organische Leben auf der Erde seinen Ursprung genommen.

Was haben das Meer und wir Menschen gemeinsam? Es ist ebenso basisch wie unser Blut. Das Ur-Meer musste eine ganz spezielle Zusammensetzung haben, damit sich überhaupt Leben darin entwickeln konnte. Viel später erst haben dann die ersten Säugetiere eine Möglichkeit gefunden, dieses lebensfördernde Milieu im Inneren des Körpers zu umschließen, um es mit an Land zu nehmen. Nur so wurde es unseren Vorgängern überhaupt möglich, außerhalb des Ozeans zu leben.

Und dieser Ur-Ozean existiert immer noch in unserem Körper. Umhüllt und festgehalten durch unsere Haut tragen wir dieses lebensspendende Milieu heute immer noch mit uns herum.

Es handelt sich dabei um jene Flüssigkeit, die jede einzelne unserer etwa 40 000 000 000 000 Zellen in sich trägt. Der menschliche Körper besteht bekanntlich zu etwa 70 % aus Wasser. Und dieses körpereigene Wasser muss unser gesamtes Leben über diese ganz spezifische Zusammensetzung beibehalten – dies ist die essenzielle Grundlage für Gesundheit und Vitalität bis ins hohe Alter.

Und so wie der große Ozean gewaltige Selbstreinigungskräfte besitzt, hat auch unser eigener Organismus fantastische Selbstregulationsmechanismen, um dieses lebensnotwendige Ur-Milieu aufrechtzuerhalten. Wie genial er das macht, erfahren Sie nun.

Was besagt der pH-Wert?

Dazu ist zunächst eine kurze Wiederholung aus dem Chemie-Unterricht nötig. Erinnern Sie sich? Beim sogenannten pH-Wert handelt es sich um eine logarithmische Skala von 1 bis 14. In der Mitte, genau bei 7, liegt Wasser, einer der wichtigsten Grundstoffe menschlichen Lebens. Zwischen 1 und 7 sprechen wir von einem sauren pH-Wert und zwischen 7 und 14 von einem basischen. Der pH-Wert einer Flüssigkeit

lässt sich leicht messen. Der saure bzw. basische Zustand unserer Körperflüssigkeiten ist also einfach zu bestimmen.

Fruchtwasser – unser kleiner Ur-Ozean, in dem wir uns entwickeln – hat idealerweise genau das gleiche Milieu wie der große Ur-Ozean: leicht basisch. Ein Neugeborenes kommt mit solch einem leicht basischen pH-Wert auf die Welt. Sämtliche Körpergewebe sind davon durchdrungen – und das kann man übrigens auch riechen: Denken Sie einmal an den Geruch von Babys. Die riechen doch ganz anders als Erwachsene, oder? Das riecht man gern – ja, so riecht basisch!

Warum wir übersäuert sind

Fakt ist: Unser Blut hat immer einen konstanten pH-Wert und dieser liegt bei 7,35–7,45. Unser Leben ist davon abhängig, dass unser Organismus diesen Wert im Gleichgewicht hält. Schon geringste Abweichungen sind bereits lebensbedrohlich. Bei einem Absinken auf unter 7,35 spricht man medizinisch schon von einer Azidose, einer akuten Übersäuerung des Blutes. Aus diesem Grund ist unser Körper beständig damit beschäftigt, in der Balance zu bleiben. Ganz egal, mit welcher Situation er konfrontiert wird, er setzt alles daran, diesen physiologischen Blut-pH-Wert zu halten. Fakt ist auch: Unser Lebensalltag neigt dazu, uns ständig in die Übersäuerung zu drängen. Es gibt drei Hauptfaktoren, die uns ins »Saure« bringen.

Säurelastige Ernährung

Zu viel tierisches Eiweiß, Auszugsmehle, raffinierter Zucker und industrielle Herstellung mit Zusatzstoffen jeglicher Art erhöhen die Säurelast in unseren Körpern beträchtlich. In den Regalen konventioneller Supermärkte und Discounter finden sich kaum noch Lebens-Mittel, sondern größtenteils hoch verarbeitete und aufwendig verpackte Nahrungs-Mittel. Und auch die Bezeichnung »Bio« ist allein kein Garant für eine gesunde, basenüberschüssige Ernährungsweise. Wirklich natürliche Ernährung ist nur noch mit Eigenverantwortung, großem Engagement und viel Einsatz umsetzbar.

Stress, Unbewältigtes

Andererseits: Sie können sich noch so basenreich ernähren – wenn Sie sich den ganzen Tag gestresst durchs Leben kämpfen und ständig gehetzt und unter Dauerdruck sind, landen Sie in absehbarer Zeit unweigerlich ebenso in der Übersäuerung. Unbewältigte Lebensproblematiken, die zu emotionalem Stress führen, machen ebenfalls buchstäblich »sauer«. Alles, was uns in Angst, Trauer, Frustration oder Verzweiflung versetzt, wirkt säurebildend auf unseren Organismus. Egal ob es sich um Beziehungsprobleme, familiäre Spannungen, Geldsorgen oder um Ärger mit dem Chef oder den Arbeitskollegen handelt. All die negativen Gefühle und Gedanken, die wir täglich mit uns herumtragen – auch sie sind eine Form von Dauerstress und wirken säurebildend auf unseren Körper. Und nicht zuletzt – einer der größten Stressfaktoren überhaupt ist körperlicher Schmerz. Chronische Schmerzzustände spielen in der zweiten Lebenshälfte eine besonders große Rolle!

Zu viele Medikamente

Wenn es uns körperlich oder auch seelisch über einen längeren Zeitraum nicht gut geht und wir keinen anderen Ausweg mehr sehen, dann greifen wir irgendwann auf Medikamente zurück, um diesen Schmerz, egal ob physisch oder psychisch, zu lindern und unter Kontrolle zu bekommen.

Mit zunehmendem Alter gehören regelmäßige Medikamenteneinnahmen für viele Menschen bereits zum Lebensalltag. Durchschnittliche 60-Jährige nehmen heute täglich fünf verschiedene Medikamente zu sich! Neben der erwünschten Wirkung gibt es dann aber in den allermeisten Fällen noch unerwünschte Nebeneffekte, denn Medikamente verursachen zusätzlichen Stoffwechselstress. Hier lauert ein Teufelskreis: Unsere Entgiftungsorgane sind mit der Verstoffwechslung und Ausleitung der Medikamente noch zusätzlich gefordert, obwohl die Säurelast meist ohnedies schon hoch ist.

Natürlich gibt es mehr als nur drei Ursachen für Übersäuerung im Körper. Wenig Bewegung, Rauchen, ebenso wie zu viel oder zu regelmäßiger Alkoholgenuss – verschiedene Facetten unseres Lebensstils führen heute zu einer Anhäufung aggressiver, saurer Stoffwechselprodukte, mit denen unser Körper irgendwie zurechtkommen muss. Und er bekommt das lange Zeit hin, ohne dass wir es bemerken. Wie er das schafft, erklären wir Ihnen im folgenden Abschnitt.

Alexander

Ich habe mich früher unbesiegbar gefühlt

» *Alexander erzählt weiter – der Flug ist ja lang: »Schon in meinen Zwanzigern habe ich im Radsport richtig gute Erfolge gefeiert. Und ich habe auch alles dafür gegeben. Ich war vom Rennrad ja gar nicht herunterzubringen. Der Radsport hat zu dem Zeitpunkt mein ganzes Leben bestimmt. Auch beruflich habe ich dann in die Sportbranche gewechselt, als ein Sponsor mir das Angebot machte, in den Vertrieb einzusteigen. Ich kann mich noch genau an das Gefühl erinnern, wie es ist, wenn ein Lebenstraum in Erfüllung geht – so war das damals für mich. Körperlich habe ich mich damals unbesiegbar gefühlt.*

Naja, bis ich mir so Mitte Dreißig langsam eingestehen musste, dass ich doch nicht mehr zu derselben Leistung fähig bin, wie ich es gewohnt war. Und das lag ganz bestimmt nicht an mangelnder Disziplin – ich wollte da gar nicht nachlassen! Aber immer öfter musste ich mit dem Training mal pausieren, weil ein Ge-

lenk entzündet war. Auch Stürze und Verletzungen passierten mir, das hatte es früher fast gar nicht gegeben.

Aus meinem damaligen Blickwinkel war die Lösung meinen Körper einfach noch mehr zu kräftigen. Bis jetzt hatte ich all die Pulver und Kapseln für Muskelwachstum und Ausdauer stolz abgelehnt. Brauche ich doch nicht, das war stets meine Devise gewesen. Doch an dem Punkt war mir jede Hilfe recht. In der Hoffnung, damit wieder die gewohnte Stärke zu erlangen, besorgte ich mir doch welche. »Das ist es!«, dachte ich mir damals. »Wieso habe ich das denn nicht schon früher probiert? «

Wunderwerk Homöostase

Die Lebenskraft in unserem Körper arbeitet über das Prinzip der Homöostase. Das ist jene dynamische Selbstregulation, die über verschiedenste Mechanismen das gesamte innere Milieu unseres Körpers konstant »optimal« zu halten versucht: Blutdruck, Körpertemperatur, Wasser- und Elektrolythaushalt, Säure-Basen-Gleichgewicht – und auch den pH-Wert in unserem Blut. Und all das ständig, ohne Pause. 24 Stunden an jedem Tag.

SOS-Notprogramm des Körpers

Aus der Intensivmedizin wissen wir schon lange ganz genau: In unserem Blut darf es keine nennenswerte Übersäuerung geben, das würden wir nicht überleben. Demgemäß stellt eine zu hohe Säurelast unseren Körper jedes Mal wieder vor ein akutes Problem. Akut bedeutet, er muss unmittelbar etwas gegen diese bedrohliche Situation unternehmen – immer dann, wenn die lebensnotwendige Balance gefährdet ist. Und das ist, wenn wir unseren kollektiven Lebensstil betrachten, leider ziemlich häufig der Fall.

Unser Körper verfügt durchaus über Ventile und Kanäle, Säuren auf direktem Wege auszuscheiden. Die Lungen atmen einen Teil davon einfach ab und auch unsere Nieren scheiden ständig Säuren aus. Doch das Problem ist, dass die biologische Ausscheidungskapazität oft nicht mehr ausreicht. Er kann die überschüssigen Säuren nicht so schnell loswerden, wie es nötig wäre. Dazu braucht er nun einen Plan B.

Plan B

Hier greift unser Organismus auf einen genialen Mechanismus zurück. Er kriegt die Säure nicht hinaus, also wandelt er sie einfach um und macht sie eben auf diese Weise unschädlich. Über eine chemische Reaktion bindet er die Säure an einen im Körper vorrätigen basenbildenden Mineralstoff, wie etwa Kalzium, Magnesium, Natrium oder Kalium und produziert auf diese Weise ein neutrales Salz. Er macht also aus der Säure ein anderes Produkt. Damit ist das eben noch akut bedrohliche Problem fürs Erste vom Tisch. Aber jetzt kommt der Haken: Das hat natürlich seinen Preis.

Denn die Salze werden auf Dauer zu einem chronischen Problem. Der Körper kann die Bedrohung nicht wegzaubern, sondern nur verändern. Aber er hat sich mit diesem fantastischen Schachzug zumindest einiges an Zeit verschafft. Denn diese Salze wirken sich erst über Jahre hinweg negativ auf unser Wohlbefinden aus. Die daraus resultierenden chronischen Beschwerden bringen uns auch nicht gleich um. Damit können wir oft noch Jahrzehnte überleben. Die Frage ist nur: Wie gut können wir damit leben?

Die legendären Schlacken

Jetzt stellen Sie sich vielleicht die Frage, warum diese Salze ein chronisches Problem sind. Was tun sie denn in unserem Körper, wo stören sie? Diese Salze sind die berüchtigten »Schlacken«. Ein umgangssprachlicher Begriff, um den inzwischen ein ganzer Mythos entstanden ist.

Chronische Übersäuerung

Die sogenannte »chronisch-latente Azidose« ist längst auch in der Medizin bekannt. Unser kollektiver Lebensstil gleicht mittlerweile einer Autobahn, bei der wir in dieser chronisch-latenten Azidose bleiben und der Körper immer mehr versalzt, also immer mehr Schlacken ansammelt. Schaffen wir es jedoch, rechtzeitig und regelmäßig abzufahren und über längere Lebensabschnitte hinweg im gut basenüberschüssigen Bereich zu bleiben, sind die Ergebnisse im Alter definitiv andere.

Eine Schlacke ist per Definition ein Sekundärprodukt, das bei chemischen Prozessen entstehen kann. Und (bio-)chemische Prozesse, die gibt es zuhauf in unseren Körpern. Doch kaum jemand übersetzt den Laienbegriff »Schlacke« in die Sprache der Biochemie und der Medizin. Versalzung oder Verschlackung verläuft auch sehr langsam. Unser Körper kann ja unglaublich gut kompensieren. Ein paar abgelagerte Salze machen da noch nicht viel aus, wir bemerken sie vorerst einmal gar nicht.

Doch wenn wir sie dann spüren, kann das gleich sehr schmerzhaft sein, denn diese Salz- bzw. Schlackenablagerungen sind unter anderem für Gallen- und Nierenkoliken, Gichtanfälle oder Ischialgien verantwortlich.

- Allein in Deutschland werden jedes Jahr etwa 200 000 Gallenblasen operativ entfernt, wenn sich Gallensteine gebildet haben und zu Entzündungen oder Koliken führen. Eine absolute Routinemaßnahme in unseren Krankenhäusern. Gallensteine und auch Gallengrieß sind chemisch gesehen Salze, die aus einer stofflichen Dysbalance in der Gallenflüssigkeit entstehen. Versalzte Galle, also Schlacken.
- Das Gleiche kann in den Nieren passieren: Aus sauren, harnpflichtigen Substanzen, die mit Mineralstoffen im Körper reagieren, können Nierensteine oder Nierengrieß entstehen – also wieder Schlacken.
- Wie entsteht ein Gichtanfall? Alles beginnt mit einem über längere Zeit erhöhten Harnsäurespiegel im Blut. Harnsäurekristalle, also wieder Salze, oder anders gesagt, Schlacken, lagern sich im Gewebe ab – und verursachen dort schmerzhafte Gelenkentzündungen.
- Oder Gelenkverkalkungen – so viele sind davon betroffen und bekommen routinemäßig in den Kliniken neue künstliche

Gelenke eingesetzt. Hier zeigt der Begriff selbst ja schon, was dahintersteckt: Säure, die mit Kalzium versalzt und sich in Form von Kalk in den Gelenken ablagert.
- Arteriosklerose, also Gefäßverkalkung, ist ein weiteres Beispiel. Wir könnten hier noch eine Weile fortsetzen.

Doch selbst, wenn all dies für Sie erfreulicherweise kein Thema sein sollte – Zahnstein haben Sie vielleicht doch: Ja, selbst Zahnstein ist eine Schlacke. Nämlich zu viel Säure im Mund, die mit Mineralstoffen im Speichel reagiert hat.

Es ist im Grunde nur eine Frage der Zeit, bis diese im Körper abgelagerten Salze oder eben Schlacken dann zu den klassischen zivilisatorischen Alterskrankheiten mit den damit verbundenen chronischen Schmerzbildern führen.

Alexander

Dann kam mit 50 der Hammer

» Ganz locker ging ich zur Vorsorgeuntersuchung, weil das ab 50 eben empfohlen wird – mit einem miserablen Ergebnis. Hoher Blutdruck, Blutfette und Harnsäure passten auch nicht. Die Koloskopie zeigte Darmdivertikel und ein paar Polypen wurden auch gleich entfernt. Also bekam ich ein Rezept für Blutdruckmedikamente, Statine zum Senken der Blutfette und einen »Magenschutz« gegen das Sodbrennen, das ich dem Arzt gegenüber erwähnt hatte. Dreimal 3 Tabletten jeden Tag. Der absolute Schock.

»Nein, das mache ich nicht!«, sagte ich gleich einmal zum Arzt. Darauf fragte mich dieser, ob ich wirklich meine Gesundheit so leichtfertig aufs Spiel setzen wolle, nur weil ich eine Aversion gegen Medikamente habe? »Nahrungsergänzungsmittel nehmen Sie doch auch, ohne sich darüber Sorgen zu machen, oder?« »Naja schon, aber für mich waren das immer zwei ganz unterschiedliche Paar Schuhe. Aber zugegeben, da ist natürlich was dran.«

»Das kann doch nicht wahr sein!«, sagte ich entsetzt zu meiner Frau, »ich als frühere Sportskanone – und wo ich mich doch eigentlich fit fühle! «

Raubbau an unseren Mineralstoffen

Nun deponiert unser Körper einerseits Salze an Stellen, an denen wir sie nicht haben wollen. Aber bedenken Sie auch, dass die dafür erforderlichen Mineralstoffe ja irgendwoher kommen müssen. Unser Körper holt sie sich aus seinen (in der Jugend angelegten) Mineralstoffdepots, wie Knochen, Zähne, Kopfhaut etc.

Deshalb werden bei chronischer Übersäuerung dem Körper sehr viele Mineralstoffe zusätzlich entzogen. Im Falle der Knochen ist es zum Beispiel das Kalzium, das verbraucht wird. So gesehen ist Osteoporose kein Zufall und kein Schicksal, sondern eine logische Folge, die nach Jahrzehnten der chronischen Übersäuerung, wie die Spitze des Eisbergs, irgendwann einmal auftaucht.

Aber jetzt kommen wir zur guten Nachricht: Heilfasten setzt genau an der Wurzel des Problems an. Es entsäuert und entsalzt den Körper und stellt somit das natürliche Gleichgewicht wieder her.

Ist Ihr Stoffwechsel in Balance?

Unser Stoffwechsel stellt eine dynamische Energie- und Stoffbilanz dar. Der Begriff Bilanz drückt es schon aus: Diese muss in Balance, also im Gleichgewicht bleiben! Alles, was wir uns zuführen, also in unsere Körper aufnehmen, müssen wir in irgendeiner Form in Energie umsetzen oder eben wieder ausscheiden. Und zwar wirklich alles, also 100%!

In dem Moment, in dem unser Körper damit anfängt, Stoffwechselprodukte irgendwo zu speichern, also ein-, ab- und anzulagern, beginnt bereits ein Ungleichgewicht. Und früher oder später wird dies zu ersten Symptomen führen, die allmählich zu chronischen Beschwerden und am Ende zu einer manifesten Erkrankung werden.

Die eben erklärte Versalzung der Gewebe, Organe und Gelenke ist dabei nur ein – wenn auch wesentlicher – Teil dieser Pro-

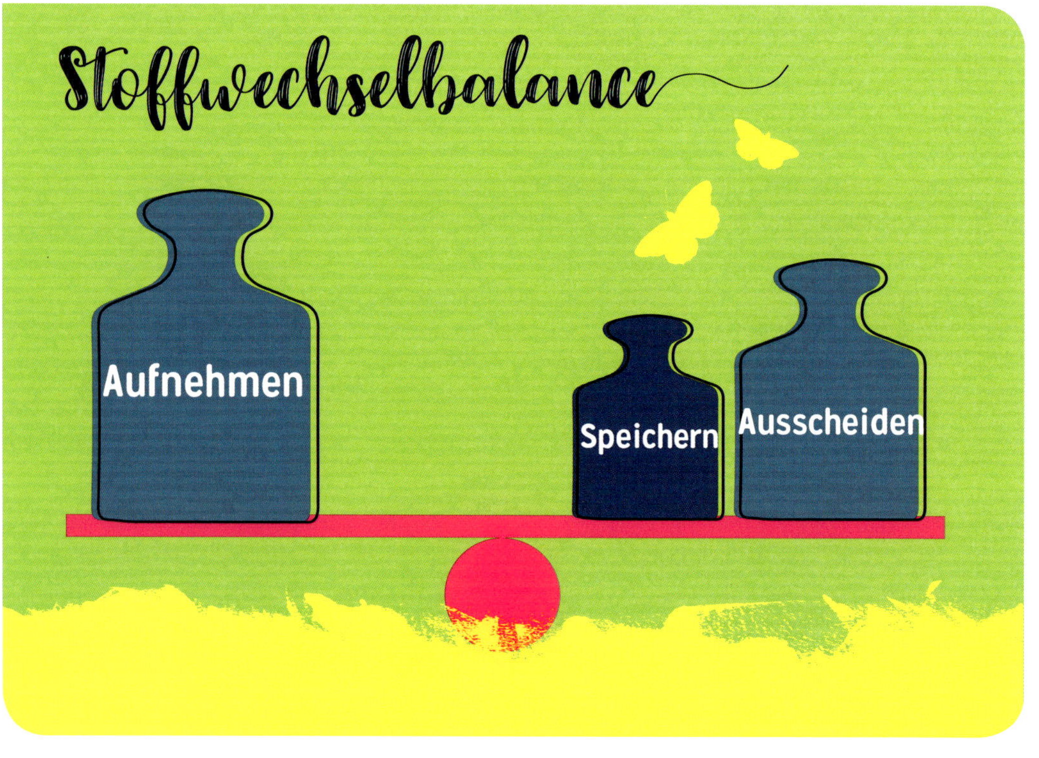

blematik. Denn da gibt es noch andere Schlacken. Zum Beispiel unseren eigenen Zellmüll: Defekte oder überalterte (seneszente) Zellen, die sich als Eiweißlast in den Geweben anhäufen, oder auch komplexe Stoffwechselprodukte wie AGEs (Advanced Glycation Endproducts). All dies kann sich mit zunehmendem Alter im Gewebe anreichern und den biologischen Stoff- und Gasaustausch erheblich behindern.

Und genauso wie ein Auto regelmäßige Wartung, Pflege, Ölwechsel etc. braucht, um störungsfrei zu funktionieren, benötigt auch unser »Lebensfahrzeug«, unser Körper, ab und zu eine Generalüberholung, um das biologische Rad der Zeit wieder ein Stück weit zurückzudrehen. Oder noch besser, Sie lassen es gar nicht so weit kommen und legen sich rechtzeitig eine passende Lebens- und Gesundheitsroutine zu!

Die (Müll-)Deponien unseres Körpers

Der Körper bildet also (Müll-)Deponien, so viel ist nun klar. Und er wählt dafür ganz bestimmte, klassische Orte aus:

Bindegewebe, Körperfaszien und Gefäße Landen die Schlacken vermehrt im Bindegewebe und in den Faszien, wird häufig die Diagnose Fibromyalgie oder auch Rheuma gestellt. Dr. Otto Buchinger selbst – einer der großen Fastenärzte des 20. Jahrhunderts – entdeckte ursprünglich das Heilfasten für sich, weil er sein schweres Rheuma dadurch kurieren konnte. Nach mehreren Fastenkuren war er wieder beschwerdefrei und blieb es dann auch bis ins hohe Alter. Auch Gefäßverkalkung (Arteriosklerose) und der daraus resultierende Bluthochdruck (Hypertonie) sind typische Folgen von Schlackenablagerungen in Blutgefäßen.

Innere Organe Abgesehen von Leber, Gallenblase und Nieren, wo sie durch Steinbildung ziemlichen Kummer bereiten können, lagern sich Schlacken als Plaques sogar im Gehirn ein. Demenz und Parkinson sind damit durchaus in Zusammenhang zu bringen. Und natürlich spiegeln die Schlackenablagerungen in inneren Organen auch die großen Stoffwechselpathologien unserer Zeit wie Zuckerkrankheit (Diabetes mellitus), erhöhte Blutfettwerte (Hyperlipidämie) und chronische Niereninsuffizienz.

Gelenke Nicht selten werden auch die Gelenke zur Mülldeponie, was zu überaus schmerzhaften Gichtanfällen führen kann. Bei Gelenkverkalkungen durch angelagerte Kalziumkristalle spricht man oft auch von Pseudogicht, da diese in den Gelenken ebenfalls heftige Entzündungen hervorrufen können. Ein weiteres typisches Beispiel in diesem Zusammenhang ist das immer häufiger werdende Frozen-Shoulder-Syndrom.

Fettgewebe Speziell Fettgewebe ist für den Körper ein sehr willkommenes Schlackendepot. Deshalb bringen Sie Ihre überflüssigen Pölsterchen letztlich nur dann erfolgreich und ohne Jo-Jo-Effekt wieder weg, wenn Sie Ihren Körper richtig entgiften.

Und die ganz große Frage ist nun: Wie werden wir all das wieder los, was sich über Jahre angehäuft hat und nun zunehmend Beschwerden macht? Doch auch hier hat die Natur genial vorgesorgt …

Fasten: das verborgene Programm des Körpers

Wir wissen aus der Evolutionsgeschichte, dass unser Körper dafür ausgestattet ist, mit üppigen ebenso wie mit kargen Zeiten umzugehen. Sonst hätten wir nicht überlebt.

Wie funktioniert das? Ist reichlich Nahrung da, neigen wir instinktiv dazu, doch ein wenig mehr zu essen als gerade nötig. Unser Körper betreibt damit bereits eine – uns unbewusste – Vorsorge für schlechtere Zeiten. Das hat sich über die vielen Tausend Jahre unserer Evolution bewährt. So weit, so gut.

Der Punkt ist nur, dass wir heute in einer Situation leben, in der es erfreulicherweise schon lange keine Versorgungsengpässe mehr gibt. Unser Körper macht aber dennoch so weiter, als ob er für schlechte Zeiten Vorsorge treffen müsste. Und so häuft sich mit der Zeit eben ständig mehr im Körper an, als wir brauchen – und als gut für uns ist.

Wir spielen meist nur die A-Seite

Wie eine Schallplatte zwei Seiten hat, verfügt unser Körper über zwei verschiedene Stoffwechsel-Programme: eines für Nahrungsüberfluss und eines für Nahrungsmangel. Wir sind es nun gewohnt, immer die A-Seite unserer Stoffwechsel-Schallplatte zu spielen, und die lautet: Energieaufnahme über Nahrung von außen. Wenn Sie in diesem »Standardmodus« sind und eine Weile nichts zu sich nehmen, werden Sie hungrig. Hunger ist das Signal des Körpers, dass er wieder neue Energie in Form von Nahrung braucht. Dann essen Sie sich satt, verdauen die Nahrung und verbrauchen die gewonnene Energie. Ist diese aufgebraucht, knurrt der Magen, dann essen Sie wieder usw. Dieses Programm kennen wir alle.

Aber in unserem Körper existiert noch ein weiteres Programm, die B-Seite: der sogenannte ketogene Modus oder auch Fasten-Stoffwechsel. Auch dieses Programm steckt ganz natürlich in jedem von uns. Auf dieser B-Seite ist Ihr Körper auf innere Ernährung durch Recycling und Entspeichern eingestellt. Resteverwertung ist dort angesagt. Wir beginnen dann all die störenden Stoffe, die sich im Lauf der Zeit angesammelt haben, wieder loszuwerden.

Unsere Überflussgesellschaft kennt heute meist nur noch die A-Seite und hat die B-Seite vergessen. In früherer Zeit war das anders. Die Nahrungsversorgung war viel stärker als heute vom Rhythmus der Natur abhängig. Es kam zu Nahrungskarenzen, die die Natur einfach vorgab, und dann musste von Zeit zu Zeit einfach die B-Seite aufgelegt werden. Also natürliche Fastenperioden – und eben diese gibt es bei uns heute nicht mehr.

Selbstverständlich ist es wünschenswert, dass jeder Mensch ausreichend zu essen hat, um seine Grundbedürfnisse zu decken. Doch um unsere Gesundheit zu erhalten oder wieder mehr davon zu erlangen, müssen wir diese heilsamen Essenspausen einfach machen. Eben diese B-Seite immer wieder einmal auflegen. Praktisch alle großen Religionen haben die Menschen immer zu regelmäßigen, freiwilligen Fastenperioden ermutigt. Wie wir meinen, nicht nur aus spirituellen Gründen, sondern auch als eine uralte und äußerst wirksame Form der Gesundheitsförderung. Sie passt nur nicht mehr so ganz zum heutigen kollektiven Lifestyle.

Regelmäßiges Fasten verlängert das Leben. Das ist eine inzwischen wissenschaftlich eindeutig belegte, unbestrittene Tatsache. Die Fastenärzte früherer Zeiten wussten das. Erfreulicherweise beginnt nun auch die moderne medizinische Forschung, die heilsame Kraft der bewussten Nahrungskarenz mehr und mehr zu entdecken.

Heilfasten ist für uns das therapeutische Werkzeug mit dem allerhöchsten Heilungspotenzial. Und wir sind überzeugt davon, dass hier noch viel mehr möglich ist. Doch nur dann, wenn wir verstehen, was beim Fasten eigentlich passiert, können wir unseren Körper optimal dabei unterstützen.

Ernährung von innen

Ständig nagender Hunger: Das ist die große Befürchtung von vielen, bevor sie einmal gefastet haben. Eine absolut unnötige Sorge. Denn wenn der Körper auf das Fasten-Programm umgestellt hat, ist auch das Hungergefühl wie weggeblasen. Jeder, der schon einmal gefastet hat, wird es Ihnen bestätigen können: Sind Sie erst einmal im Fastenstoffwechsel, erwartet Ihr Körper gar keine Nahrungszufuhr von außen. Sie sind dann im Ent-Speicherungs-Programm – und dazu gehört kein Hunger. Selbst dann nicht, wenn Sie über einen längeren Zeitraum fasten. Ihr Körper ernährt sich dann nämlich von innen heraus. Er beginnt damit, zuerst einmal überflüssige Eiweiße und später vor allem auch Fette zu verbrennen und holt sich so die notwendige Energie.

Auf diese Weise können wir uns noch über eine unglaublich lange Zeit selbst versorgen. Bei einem normalgewichtigen Menschen beträgt dieser Speicher etwa 160 000 Kalorien – das reicht schon einmal für 90 Tage. Es würde also tatsächlich mindestens 3 Monate dauern, bis die Körperspeicher wirklich leer sind. Bei einer übergewichtigen Person noch entsprechend länger.

Unsere Helden

Clara gibt nicht auf

»*Und so stand es vor einiger Zeit mit Clara: »Ich hab schon so viele Diäten hinter mir. Ich glaube, ich erinnere mich gar nicht mehr an alle. Ich probiere auch gern immer wieder einmal etwas Neues dabei aus. Und das zieh ich dann auch durch. Sicher genieße ich gern, doch ich kann durchaus Disziplin halten, solange es eben etwas bringt. Doch nüchtern betrachtet steht der Effekt oft in keinem Verhältnis zum Aufwand. Manchmal hab ich das Gefühl, ich bin am Ende einer jahrzehntelangen Sackgasse angelangt. Derzeit hab ich sowieso den Eindruck, dass selbst klare Gemüsebrühe bei mir schon den Zeiger auf der Waage hochschnellen lässt. Egal wie ich mich anstrenge, mein Körper bleibt stur – nichts geht mehr runter.* «

Alexander hat die Nase voll

»*Er erzählt weiter: »Fast hätte ich damals resigniert. Ich erinnere mich noch, wie ich mich in meiner Verzweiflung einem Freund anvertraute. ›Willkommen im Klub‹, war dessen nüchterne Reaktion gewesen, ›glaubst du vielleicht, bei mir ist noch alles so wie mit dreißig?‹ Und dann erzählte er mir noch irgendetwas von Risiko und Statistik und so. Das war gerade nicht die Antwort, die ich gebraucht hätte.*

Ich wollte einfach nicht noch mehr zusätzliches Zeug in meinem Körper! Aber auch ein anderer Arzt und selbst ein Heilpraktiker, den ich aufsuchte, haben mir ähnliche Empfehlungen gegeben. Damals nahm ich aber schon seit mehr als einem Jahr Supplemente, was das Zeug hielt. Ich hatte sogar schon einen eigenen Küchenschrank für die vielen Packungen! Trotzdem spürte ich nicht wirklich eine Verbesserung. Und es konnte mir auch keiner garantieren, dass, wenn ich jetzt noch diese Medikamente eingenommen hätte, meine Probleme wirklich weg gewesen wären. Bei dem, was da alles auf den Beipackzetteln stand, wären wahrscheinlich noch mehr Probleme dazugekommen. Ich suchte nach einer echten Lösung und nicht nach noch weiteren Versuchen. «

Autophagie: die Müllabfuhr der Zelle

Führen wir von außen eine Weile kein Essen mehr zu, dann beginnt unser Organismus, körpereigene Moleküle abzubauen, und stellt daraus die Energie her, die er benötigt. Dabei baut er klugerweise zunächst einmal überflüssigen »Zellmüll« ab, der nicht mehr gebraucht wird und der uns das Leben auf Dauer ohnehin beschwerlicher macht. In der Medizin nennt man diesen Vorgang »Autophagie«.

2016 erhielt der japanische Zellularbiologe Dr. Yoshinori Ōhsumi den Nobelpreis für Physiologie/Medizin für die Entdeckung dieses fantastischen biochemischen Kernmechanismus. Das Wort Autophagie ist altgriechischen Ursprungs: »auto« = selbst, «phagein« = essen. Dieses »Selbstaufessen« hilft uns enorm dabei, gesund zu bleiben. Und bringt zum ersten Mal die so lange schon beobachteten positiven Effekte der Essenspausen in den Fokus der medizinischen Forschung.

Die Zellen Ihres Körpers bauen sich permanent auf und ab, in jedem Organ und in allen Geweben. Beim Abbau wird dabei perfekt zell-recycled. Mittels Autophagie werden einerseits beschädigte Zellbestandteile abgebaut und Fehlkonstruktionen der Eiweißsynthese entfernt. Gleichzeitig entsteht auf diese Weise Rohmaterial zum Wiederaufbau neuer gesunder Zellen.

Tatsache ist: Wird dieser permanente Recyclingprozess im Laufe des Lebens beeinträchtigt, sammelt sich allmählich immer mehr Müll in unseren Geweben an. Und der Entstehung der typischen Zivilisationsfolgen und -erkrankungen wie Übergewicht, Bluthochdruck, Diabetes, erhöhten Blutfett- und Harnsäurespiegeln, Arthrose, frühzeitiger Demenz etc. wird damit der Boden bereitet.

Die Kultur des Nicht-Essens

Kennen Sie die Erfahrung, wenn das Essen Sie müde macht? Ihrem Bauch nicht gut bekommt und dieser auf die ein oder andere Weise plötzlich dagegen rebelliert? Oder haben Sie vielleicht auch schon einmal bemerkt, dass unachtsames Essen sogar auf Ihre Stimmung drücken kann?
Es geht im Grunde darum, sich klar zu werden, dass es für uns Menschen nicht natürlich ist, jeden Tag permanent alle paar Stunden etwas zu essen. Mehr noch, dass dies gar nicht so gesund ist. Dass unser Körper das überhaupt nicht braucht, um optimal zu funktionieren – ganz im Gegenteil.

Die Autophagie spielt auch eine wichtige Rolle in unserem Immunsystem: Denn eiweißgebundene Toxine, bakterielle und virale Eiweißreste und antigen wirksame Autoimmunkörper können durch diesen Mechanismus ebenfalls abgebaut und unschädlich gemacht werden. Sogar der Ausbreitung von Krebszellen wird mittels der Autophagie kräftig entgegengewirkt.

Die Ankurbelung der Autophagie ist also ein wahrhaft zentraler Faktor, wenn es darum geht, unsere Zellen auf Dauer gesund und leistungsfähig zu halten. Unser Organismus ist in seinen Gewebs-, Zell- und Molekularstrukturen im Laufe des Lebens laufend Abnutzungs- und Alterungserscheinungen unterworfen. Nur durch fortlaufende Reparatur und Erneuerungsvorgänge kann er seine Struktur und Funktion optimal aufrechterhalten.

Und mit dem bewussten Wechseln zwischen A- und B-Seite unseres Stoffwechsels können wir diesen Effekt nun positiv beeinflussen.

Und da ist sich die medizinische Wissenschaft heute einig: Der ultimative Einschaltknopf für dieses geniale Zell-Recycling ist Fasten. Durch die Umkehr der Stoffwechselrichtung im Fasten öffnet sich der Weg für heilsamen Abbau durch innere Verdauung und Ausscheidung.

Wovon sich der Körper beim Fasten ernährt

Was macht jetzt dieses verborgene Programm, diese B-Seite unserer Stoffwechsel-Schallplatte, wenn wir eine Weile fasten? In den ersten beiden Fastentagen verbrauchen wir zunächst einmal unsere Glykogenreserven. Das sind Kohlenhydrate, die unser Organismus als rasche Energiereserve gespeichert hat. Diese Speicher sind in der Regel nach zwei Tagen geleert.

Spätestens ab Tag 3, nach dem Verbrauch der Glykogenreserven, aktiviert unser Körper noch tiefere Prozesse der inneren Ernährung. Zuallererst die Proteolyse, also die verstärkte Verwertung von Körpereiweiß zur Energiegewinnung. Das klingt jetzt zwar sehr wissenschaftlich, beschreibt aber eben

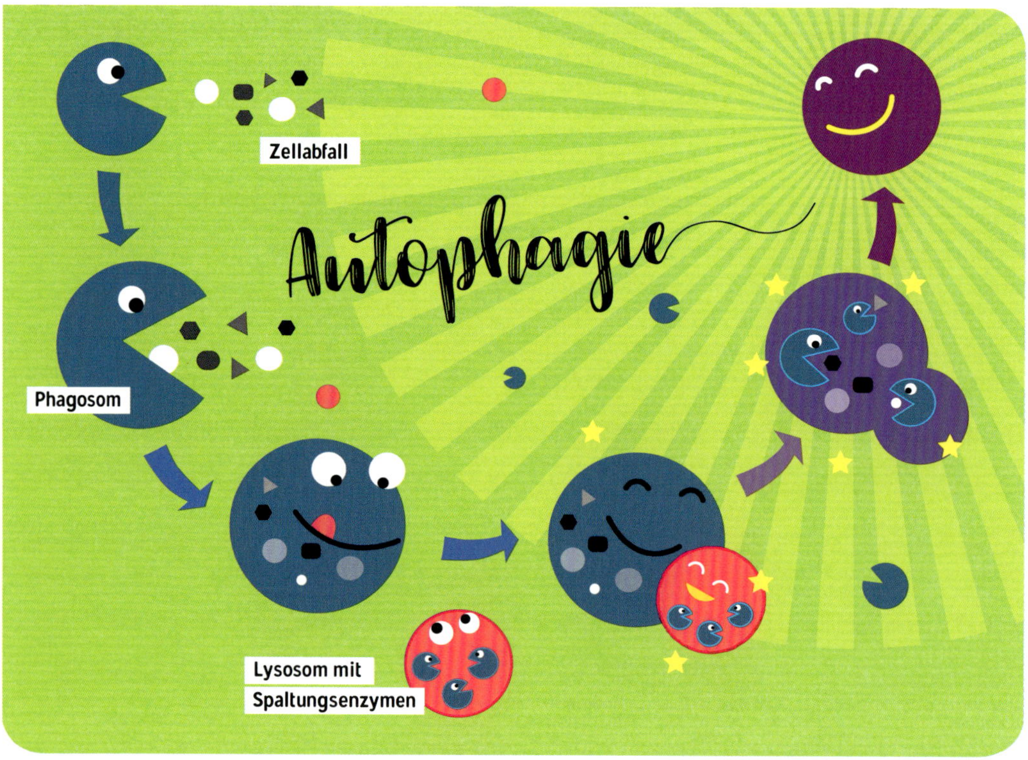

jene geniale Zell-Müllverbrennung, die Sie gerade als Autophagie kennen gelernt haben.

Im weiteren Fastenverlauf nimmt die Proteolyse in ihrer Intensität wieder ab und die Fettverbrennung, die Lipolyse, tritt immer mehr in den Vordergrund. Durch den absinkenden Blutzuckerspiegel bekommen die Zellen in weiterer Folge das Signal, nun vermehrt einen anderen Energiebaustein zu nutzen: nämlich Ketonkörper. Wir wechseln also in den ketogenen Modus – dabei wird die B-Seite des Stoffwechsels abgespielt. Unsere gespeicherten Fettdepots werden zu diesem Zweck nach und nach eingeschmolzen.

Der Verlauf dieser beiden Prozesse ist also gegengleich: Die Proteinverwertung ist zu Beginn hoch und nimmt dann mit voranschreitenden Fastentagen immer mehr ab. Bei der Fettverbrennung ist es genau umgekehrt, diese ist zunächst niedrig und erhöht sich nach einer Woche auf ein Maximum. Gegen Ende der zweiten Fastenwoche deckt der Organismus seinen Energiebedarf fast ausschließlich über Ketonkörper, die aus abgebautem Fett hergestellt werden.

Wunderteilchen Ketonkörper

Schauen wir uns diese Wunderteilchen mal etwas genauer an. Ketonkörper sind Moleküle, die beim Abbau von Fettgewebe entstehen. Sie waren in unserem Körperstoffwechsel schon immer die Energiebausteine für Engpässe und stellen die kontinuierliche Versorgung unserer Organe sicher. Tatsächlich liefern Ketonkörper sogar 25 % mehr Energie als Zucker (Glukose) und dies bei einer besonders sauberen Verbrennung, bei der deutlich weniger schädliche freie Radikale anfallen als bei der »Standard-Glukoseverbrennung«. Ketonkörper stellen aber nicht nur Energie bereit.

So schützen sie zum Beispiel unser Nervensystem. In der Ketose verbessert sich nachweislich die Reizleitung von Nervenzellen und sogar die Neubildung aus Hirnstammzellen wird gefördert. Das kommt besonders Menschen mit neurodegenerativen Erkrankungen (ALS, Parkinson, aber auch Alzheimer) zugute und wird inzwischen auch gezielt therapeutisch eingesetzt.

Gleichzeitig haben Ketonkörper einen beruhigenden Effekt auf Entzündungen. Das ist besonders hilfreich bei chronisch-inflammatorischen Prozessen (Autoimmunerkrankungen, Allergien, Hashimoto, Multiple Sklerose, Rheuma) wie auch bei unseren klassischen Zivilisationskrankheiten (Bluthochdruck, Diabetes, Herzinfarkt, Übergewicht). Die ketogene Diät ist bereits eine anerkannte Therapieform bei Epilepsie, aber auch bei Diabetes zeigen sich klare und bemerkenswerte Erfolge.

Auf den Ketonkörpern beruhen also gleich mehrere der großartigen Fasteneffekte: Schmerzen werden reduziert, Blutdruckwerte sinken, Blutzuckerwerte normalisieren sich und Allergiesymptome lassen nach.

Wenn man all dies liest, möchte man doch am liebsten nur noch von Ketonkörpern leben! Doch sind sie als alleinige Energielieferanten für unseren Körper auf Dauer biologisch nicht vorgesehen. Betrachten Sie sie vielmehr als effektive Jungzellenkur, die Sie mit jeder längeren Essenspause wieder ankurbeln können.

Wichtig zu wissen: Speziell im weiblichen Zyklus gibt es Phasen, in denen ein gewis-

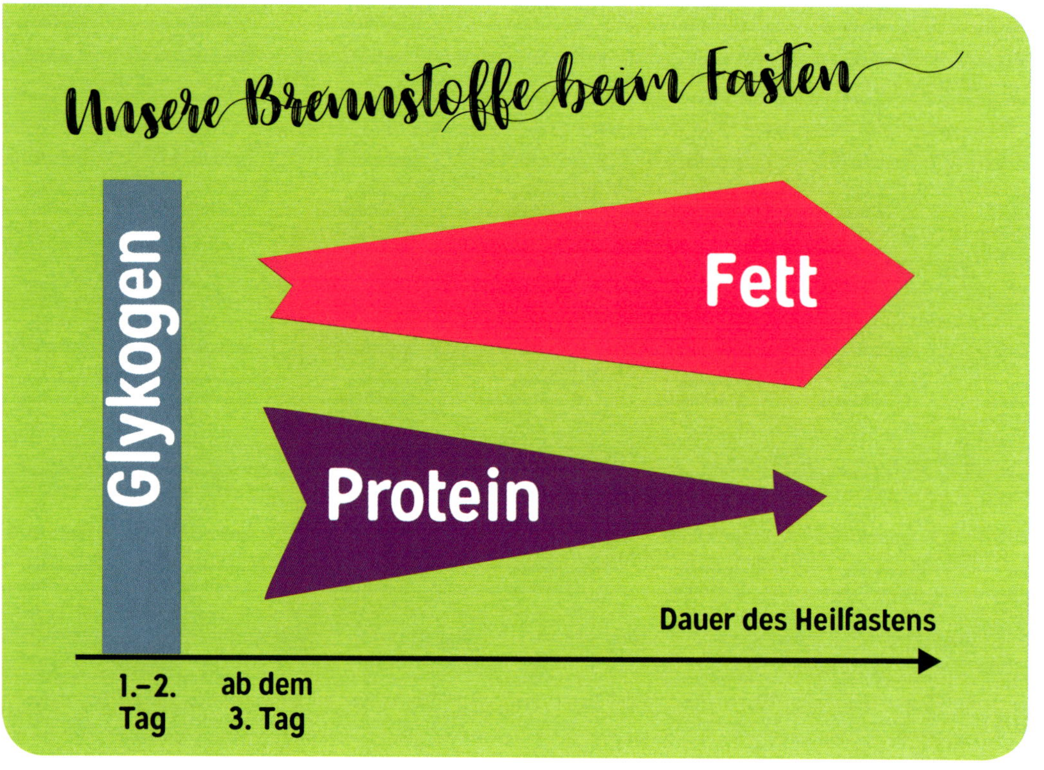

ses Maß an Kohlenhydraten für die Hormonbildung benötigt wird. Fehlen diese, kommt Frau nämlich aus der Balance. Der Körper fordert dann diesen Bedarf auch regelmäßig ein. Dies erklärt u. a. auch die vielen Frauen bekannten allmonatlichen Heißhungergefühle.

Faszinierende Körperintelligenz

Unser Organismus baut primär kein für ihn nützliches Eiweiß wie Muskeln oder Organe ab, sondern er verwendet überflüssigen »Zellschrott« zur Energiegewinnung. Und das ist es ja genau, was wir beim Fasten wollen. Wir möchten den Abbau dieses problematischen Eiweißes provozieren, weil darin der heilsame Effekt für unseren Körper steckt. Und ist dann später nicht mehr so viel Zellmüll zum Verbrennen da, steigt der Körper sinnvollerweise auf seine Fettreserven um.

Fettgewebe ist definitiv unsere größte Energiereserve im Körper. Bei normalgewichtigen Menschen beträgt sie etwa 10–12 kg, zusätzlich zu 3–5 kg sogenanntem Strukturfett, das wir für das Funktionieren unserer Organe brauchen. Erst wenn gar keine Fettreserven mehr da sind, also nach etlichen Wochen, würde der Organismus vermehrt auch auf für die Körperfunktionen nützliche Proteine zurückgreifen. Sie sehen also: Bei einem ein- bis zweiwöchigen Fasten wird definitiv nur Überflüssiges, niemals Lebensnotwendiges, wie Organe oder Muskeln, abgebaut.

Glauben Sie also niemandem, der Ihnen weismachen will, dass beim Fasten gleich einmal gesunde Muskelmasse abgebaut wird. Dieser Mythos hält sich zwar noch immer, aber solch eine Sichtweise ist wissenschaftlich längst überholt und passt nicht ins 21. Jahrhundert.

Ist der Arzt Ihres Vertrauens dem Fasten gegenüber eher kritisch eingestellt, dann versorgen Sie ihn doch mit diesen Informationen und ersuchen Sie ihn vielleicht, zu recherchieren. Unter Umständen kann er sich dem Thema gegenüber öffnen, denn es gibt inzwischen wirklich überzeugende wissenschaftliche Evidenz für die vielfältigen Heileffekte des Fastens.

Fasten ist der große Reset für den Körper

Heilfasten hat eine erstaunliche Wirkung auf den gesamten Organismus, und dabei vor allem auf die sogenannte Grundregulation, die das Lebensprinzip des Körpers bildet. In unserer Praxis können wir tagtäglich beobachten, wie Menschen ihre Gesundheit und Vitalität wiedererlangen, von der sie schon glaubten, dass sie sie für immer verloren hätten. In regelmäßigen Abständen zu fasten, ist sowohl vorbeugend sinnvoll, als auch zur Linderung bereits bestehender Krankheiten. Aber was macht das Fasten denn jetzt so besonders? Welche Impulse solch ein Reset Ihrem Körper geben kann, das sehen Sie in der folgenden Abbildung (Seite 39).

Beim Fasten räumt der Körper auf

Was viele nicht wissen: Nur ein kleiner Teil der jeden Tag zur Zellerneuerung benötigten Baustoffe wird über die Nahrung zugeführt. Der größte Anteil wird ohnedies intern bereitgestellt. Führen wir nun von außen nichts zu, dann muss der Körper einfach noch mehr von innen nehmen – der Aufräumprozess verstärkt sich! »Entspeichern« ist das Schlüsselwort, wenn es darum geht, wie Fasten wirkt. Fasten sorgt also genau genommen gleich über drei Wege für eine richtige Generalsanierung im Körper.

- Erstens wirkt Fasten durch den Abbau von belastendem Eiweiß, was zur Zellverjüngung führt.
- Zweitens wird jene Verschlackung und Versalzung, die der Körper als Notprogramm bei Übersäuerung nutzt, wieder umgekehrt. Sämtliche Gewebe im Körper werden wieder besser durchblutet und vitalisiert.
- Und drittens wirkt Fasten über den Abbau von Fettgewebe. Und das ganz ohne den klassischen Jo-Jo-Effekt, weil ja das Fettgewebe dem Organismus nicht mehr als Giftstoff- und Schlackendepot dienen muss.

Clara

Ist Intervallfasten die Lösung?

»Ja, so ist das halt in den Wechseljahren!«, hat der Hausarzt gesagt. Irgendwie kann sie solche Sätze schon nicht mehr hören. Das kann doch nicht alles nur mit der Hormonumstellung zu tun haben – schließlich ergeht es ja nicht allen Frauen so.

Das beste Beispiel ist doch ihre Mutter. Die kennt solche Probleme nicht – rank und schlank noch in ihren Achtzigern! Oft schon hat Clara richtig neidisch zur alten Dame hinübergeschielt, wenn diese wieder einmal voller Appetit beim Mittagessen zulangte und dann später auch noch beim Nachmittagskuchen. Zugegeben, davon holt sie sich meist wirklich nur ein Stück, dann ist es genug. Und abends nimmt sie meist nur noch ihren Kräutertee. Denn mit vollem Magen schlafe sie schlecht, sagt sie.

Und Claras Tochter, die gerät da anscheinend auch eher nach der Großmutter. Nach der Schwangerschaft hat sie unglaublich rasch ihr altes Gewicht wiedererlangt, alle Achtung! Sie hat dabei auf Intervallfasten gesetzt, damit konnte sie sogar schon gegen Ende der Stillzeit beginnen. Und sie zieht das im Grunde bis heute durch, nur bei speziellen Anlässen, wie Urlaub oder Familienfeiern, macht sie Ausnahmen.

»Ob das bei mir auch so gut funktioniert?«, fragt sich Clara. »Im Internet lese ich momentan auch ständig irgendetwas darüber. Vielleicht sollte ich das wirklich einfach einmal ausprobieren.«

Fasten bremst Entzündungen

Entzündungen werden häufig missverstanden. Medizinisch gesehen sind Entzündungen stets ein Versuch, die Integrität des Körpers zu erhalten oder wiederherzustellen. Sollten wir uns zum Beispiel verletzen, dann entfacht der Körper im betroffenen Gewebe eine heilende Entzündung. Dies ist die Voraussetzung für den benötigten Reparaturprozess.

Eine akute Entzündung entsteht immer dann, wenn im Körper etwas nicht in Ordnung ist. Chronisch werden Entzündungen erst, wenn diese Reparaturarbeiten nicht abgeschlossen werden können, wenn also etwas dauerhaft falsch läuft im Körper. Alltägliche Beispiele hierfür sind Arthritis, Hautekzeme, Fibromyalgie, Rheuma, chronisch-entzündliche Darmerkrankungen (Reizdarm, Colitis, Morbus Crohn …), Morbus Hashimoto oder andere Autoimmunerkrankungen.

Mit zunehmendem Alter nimmt die Zahl der entzündlichen Prozesse im Körper zu. Diese Erkenntnis hat den Begriff des »Inflammagings«, also des Entzündungsalterns geprägt. Handelt es sich dabei wirklich um ein unausweichliches Schicksal? In diesem Zusammenhang wichtig zu wissen: Übersäuertes und verschlacktes Gewebe ist generell entzündungsbereiter …

Wird eine Entzündung einfach nur medikamentös abgestoppt, stört dies auch den vom Körper initiierten Selbstheilungsprozess. Die eigentliche Wurzel des Problems ist damit aber überhaupt noch nicht beseitigt. Die Entzündung wird also in der Regel wieder aufflammen, sobald die Medikamente abgesetzt werden. Zielführender ist es da, die zugrunde liegende Ursache der Entzündung zu bereinigen. Heilfasten beschleunigt die Reparatur von gestörten Gewebestrukturen und kann auf diese Weise Heilungshindernisse aus dem Weg räumen.

In der Praxis beobachten wir immer wieder, wie bei unseren fastenden Patienten spezifische Entzündungsmarker wie das CRP (C-reaktives Protein) im Blut absinken und auch die Entzündungsschmerzen geringer werden. Sind nämlich die Körpergewebe stoffwechselmäßig gereinigt, werden Entzündungen als Körperreaktion nicht mehr nötig. Und je tiefgreifender die Reinigung ist, desto rascher kann das passieren.

Die allermeisten Krankheitsbilder reagieren positiv auf Heilfasten. Und da ist noch eine Tatsache, die Sie vielleicht überraschen wird: Strukturiertes Fasten ist deutlich leichter, als eine Diät durchzuziehen. Denn Sie hungern ja beim Fasten gar nicht. Sie ernähren sich eben einfach »von innen«.

Alexander

Eine Leberreinigung bringt den Wendepunkt

» *Genau zu dem Zeitpunkt kommt meine Frau mit einem neuen Buch nach Hause – die Wunderleicht-Leberreinigung. Ja, und da hab ich dann gleich mitgemacht. Nicht zuletzt wegen der Heldengeschichte von Johannes, die mir in dem Buch so imponiert hat. Meine Frau hat alles organisiert. Wir haben alles so gemacht wie im Buch, nur dass wir für die Colon-Hydro-Spülungen zu den Wunders in die Praxis fuhren. Graz liegt 150 Kilometer von uns entfernt – nichts im Vergleich zu dem, was ich sonst beruflich täglich mit dem Auto fahre.*

Und was soll ich sagen: Nach dieser Leberreinigung war vieles schlagartig anders. Zu meiner Überraschung fing ich danach ganz von selbst an, wieder intensiver Sport zu machen. Ich begann, zweimal die Woche zusätzlich ins Studio zu gehen, und drehte hin und wieder sogar frühmorgens eine Runde mit dem Rad, bevor ich mit der Arbeit begann.

Ich begann wieder zu spüren, wer ich eigentlich bin, und beschloss ab diesem Zeitpunkt, wieder mehr für mich zu tun, wieder in Form zu kommen. Diesmal aber ganz zwanglos, die Gesundheit meines Körpers im Fokus, nicht den Wettkampf.

Natürlich war ich in den letzten Jahren auch Radfahren gegangen, allerdings nur noch am Wochenende. Die Arbeit nahm damals sehr viel Raum ein und dann wollte ich ja auch noch Zeit mit meiner Frau verbringen.

Eine Beförderung hatte mir in meiner Krise zu Motivation und Freude zurückverholfen. Mein Kampfgeist war wieder geweckt! Ich wollte, wie sonst auch immer, auch dort der Sieger sein, die Nummer eins. Überstunden, bis zu 10 000 Kilometer im Firmenauto jeden Monat, Snacks an der Tankstelle anstelle richtiger Mahlzeiten, das nahm ich alles in Kauf. Und ich habe es ja auch geschafft. Unter meiner Führung hat sich der Umsatz in den letzten Jahren verzehnfacht. Aber das alles hatte natürlich körperlich seinen Preis.

Ich hatte mich kontinuierlich in eine massive chronische Übersäuerung hineinmanövriert. Und zwar nicht erst seit ein paar Jahren, sondern schon viel länger. Ich konnte das damals nur nicht richtig erkennen. Der beginnende Leistungsabfall, die Verletzung, die so schlecht heilte, die vielen Schmerzmittel. Ich hatte die ganze Zeit über einfach keine Strategie, um meine Gewebe nach der ständigen Überbeanspruchung zu regenerieren.

Im Spitzensport weiß man ja mittlerweile ganz genau, dass nicht so sehr der Trainingsplan über eine Platzierung auf dem Podest entscheidet, sondern vielmehr die Erholungsstrategie.

Da fiel es mir wie Schuppen von den Augen. Ich habe meinem Körper seit mehr als 30 Jahren keine wirklich tiefgreifende Erholung – nicht so, wie er sie bräuchte – gegeben. Meine Vorstellung von Erholung bestand aus zwei Wochen Griechenlandurlaub im Sommer plus eine Woche Skifahren zu Ostern.

Das Verständnis davon, was Erholung, im Sinne von Regeneration, für den Organismus wirklich bedeutet, hat mein ganzes Leben verändert. Und um diesen Wendepunkt zu besiegeln, habe ich beschlossen, den großen Wunderleicht-30-Tage-Reset zu machen. Das angebotene Online-Fasten-Coaching kam mir da gerade recht. Ich wollte ja immer schon konkrete Resultate – und das möglichst rasch.

FREUEN SIE SICH AUF DIESEN

Fastenzauber

Fasten macht biologisch jünger. Vorzeitigem Altern wird durch Entgiftung und Zellverjüngung entgegengesteuert.

Fasten bringt auch den erholsamen Schlaf zurück.

Fasten wirkt immer entzündungshemmend – entsprechend werden auch Schmerzen reduziert.

Und natürlich wirkt Fasten nachhaltig gewichtsregulierend.

Auch auf die Blutgefäße wirkt es positiv und erhöhter Gefäßwiderstand geht zurück. Der Blutdruck reguliert sich oft erstaunlich rasch.

Es vermindert die Insulinresistenz, dies beugt Diabetes vor oder verbessert diesen.

Die richtigen Botenstoffe werden vermehrt ausgeschüttet, nämlich jene, die uns glücklicher machen. Das wirkt stimmungsaufhellend.

Lymphstau löst sich auf und die Hautdurchblutung verbessert sich. Die Haut wird schöner und klarer, Dellen glätten sich.

Es hilft dem Gehirn wieder auf die Sprünge, das entdeckt momentan sogar die Demenzforschung. Konzentration und Merkfähigkeit bessern sich.

Wunderleicht FASTEN

DREI RESET-PROGRAMME FÜR IHREN Neustart

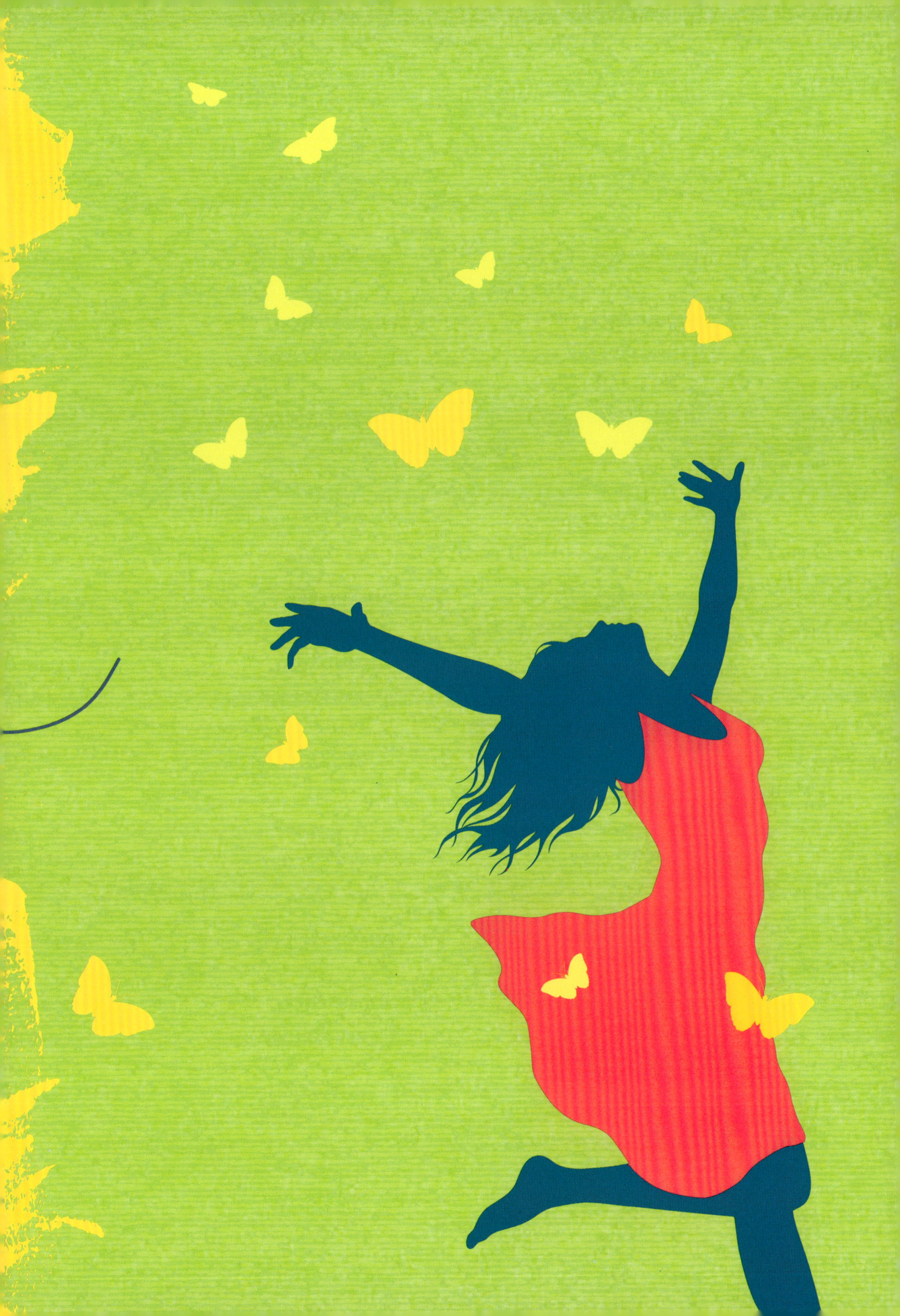

Die Reset-Programme stellen sich vor

Mit regelmäßigem Fasten schenken Sie Ihrem Körper mehr Energie, bessere Regenerationsfähigkeit, tieferen Schlaf und geistige Klarheit.

Wenn Sie dieses Werkzeug beherrschen, gelangen Sie in eine neue Welt mit ganz anderen Möglichkeiten: keine Diäten mehr, keine überlangen Sporteinheiten, nur um genug Kalorien zu verbrennen und die Figur zu halten. Sie starten damit eine neue Ära in Bezug auf Ernährung und Detox. Es ist uns eine Freude, Sie dabei zu begleiten!

Wie und wie lange sollte man fasten?

Wie lange Sie fasten sollen, hängt in erster Linie davon ab, was Sie mit dem Fasten erreichen wollen. Bereits 10 Stunden ohne Nahrungsaufnahme beeinflussen die natürliche Ausschüttung des Wachstumshormons (HGH) bereits positiv. Das ist jenes Hormon, das den Alterungsprozess verlangsamt und die Fettverbrennung unterstützt. Hier beginnt es also schon richtig interessant zu werden.

Möchten Sie Ihr Gewicht wieder in Balance bringen und schon ein wenig an die zellverjüngenden Effekte der Autophagie herankommen? Dann müssen Sie zumindest über eine 13-Stunden-Zeitspanne hinausgehen, bevor Sie wieder essen. Denn erst dort beginnt Ihr Stoffwechsel von »Fett speichern« auf »Fett verbrennen« zu schalten.

Nach etwa 16 Stunden kommen Sie dann an den Punkt, an dem die Autophagie zündet. Von da an beginnen Ihre Zellen, weil keine Nahrung von außen zugeführt wird, alte oder defekte Zellen und Toxine »aufzuessen«. Mit einer Essenspause zwischen 16 und 24 Stunden Länge erreichen Sie bereits ein hohes Maß an Wachstumshormonausschüttung und Autophagie. Beide Effekte wirken Alterungsprozessen entgegen.

Wenn Sie noch länger pausieren und Ihr Körper damit das Signal erhält, dass weiterhin nichts von außen kommt, dann sucht er in seinen alten Speichern nach Nahrung. Also dort, wo er schon vor längerer Zeit etwas abgespeichert hat. Und zwar genau in jenen Fettdepots, die er irgendwann früher einmal angelegt und bis jetzt nicht verwendet hat, weil ja ständig neue Nahrung von außen bereitgestellt worden ist. Das ist der Grund, warum Sie durch lange Essenspausen am allerleichtesten Gewicht verlieren. Wenn Sie also wirklich an diese hartnäckigen Fettspeicher herankommen möchten, dann müssen Sie beim Fasten über die 24 Stunden hinausgehen.

Wissenschaftliche Studien haben belegt, dass nach etwa drei Fastentagen sogar wieder Stammzellen, also die Mutterzellen unserer verschiedenen Körpergewebe, produziert werden. Von diesem Zeitpunkt an gelangen Sie mehr und mehr in die wirklich tiefen Prozesse der heilenden Regeneration.

Geht es Ihnen also primär darum, den Alterungsprozess zu verlangsamen oder Muskelmasse statt Fett aufzubauen, dann fasten Sie einfach regelmäßig 13 bis 16 Stunden. Möchten Sie tiefer in die Autophagie hineinkommen und Entgiftungsprozesse intensiv anregen, dann gehen Sie in den Bereich zwischen 16 und 24 Stunden. Aber wenn es Ihnen um einen nachhaltigen Gewichtsverlust geht und Sie wirklich an diese alten, hartnäckigen Fettdepots herankommen möchten, dann müssen Sie schon immer wieder einmal über die 24 Stunden hinausgehen.

Fasteneinstieg: Mehrere Wege führen ans Ziel

Ist unser Körper nicht unglaublich? Sobald wir das Essen aus dem Spiel nehmen, startet er sofort mit faszinierenden Reparaturprozessen! Und es gibt sogar mehrere gute Wege, in diese heilsame Welt des Fastens einzusteigen.

Der Königsweg ist und bleibt eine intensive Heilfastenkur. Dies ist der stärkste gesundheitliche Reset, den Sie Ihrem Körper überhaupt geben können. Ein Generalhausputz für Ihren Körper, nach dem alles anders ist! Sie setzen damit einen Wendepunkt in Richtung besserer Gesundheit und Vitalität.

Doch auch wenn das alles jetzt für Sie wirklich eindrucksvoll klingt, ist es dennoch wichtig, mit der zu Ihrem persönlichen Lebensrhythmus passenden Fastenvariante einzusteigen und nichts zu erzwingen. Das würde nämlich auf Dauer nicht funktionieren. Falls Sie noch nie zuvor gefastet haben und sich auf eine große Heilfastenkur noch nicht einlassen können oder wollen, ist möglicherweise das Intervallfasten (= intermittierendes Fasten) ein perfekter Einstieg – und Ihr erster Schritt auf Ihrem Weg zu einem gesünderen Körper.

Reset 1: Intervallfasten-Reset über 14–18 Stunden

Eine Essenspause von nur 14–18 Stunden kann bereits Ihr Zugang in die heilsame Welt des Intervallfasten-Resets mit all seinen positiven Effekten sein. Damit imitieren Sie nämlich im Grunde eine Situation, auf die Ihr Körper evolutionär geprägt ist, weil es bei unseren frühen Vorfahren ganz natürlich immer mal wieder Zeiten gab, in denen nichts zu essen da war. Nach etwa 10 Stunden fasten beginnt unser Organismus, vermehrt Wachstumshormon (HGH = Human Growth Hormone) auszuschütten. Dieser Faktor allein reicht schon aus, um im Körper fantastische Selbstheilungsprozesse in Gang zu bringen. Dadurch werden notwendige und oft schon überfällige Regenerations- und Reparaturvorgänge im Organismus angestoßen. Die Produktion von HGH nimmt mit zunehmenden Fastentagen stetig zu und ab dem siebten Tag steht der Fastenverlauf unter dem beherrschenden Einfluss des Wachstumshormons. Es schützt Ihr Muskeleiweiß und setzt in zunehmendem Maße das Fett zur Verbrennung ein.

Clara

Sie legt gleich los

»Intervallfasten ist eine gute Idee!« Das meint auch ihre Tochter, die ja damit bereits Erfahrung hat: »Leg einfach gleich einmal los, da brauchst du keine lange Vorbereitung. Wenn du ehrlich bist, wie oft hast du dir denn sonst auch schon das Abendessen verkniffen?! Und es fühlt sich so gut an, nicht ständig Kalorien zählen zu müssen! Denn das Tolle daran ist: Neue Untersuchungen haben ergeben, dass wirklich alle, die über einen gewissen Zeitraum konsequent Intervallfasten machen, Erfolge erzielen. Sogar dann, wenn du dich während der Essenszeiten überhaupt nicht einschränkst. Selbst wenn du es gar nicht vorhast, ergibt sich ganz von selbst ein Ruck in Richtung gesündere Ernährung. Anscheinend greifen die natürlichen biologischen Ess-Instinkte dann wieder mehr.«

Clara legt gleich los. Zeitlich passt es gerade gut. Sie hat viele Termine, einiges an Überstunden, da vergeht die Zeit wie im Flug. Und 16 Stunden ohne Essen, das ist, da ja die Nacht dazuzählt, nicht wirklich schwierig. Das bisschen Magenknurren lässt sich wirklich aushalten. Die Zeit ist ja bald um.

»Es läuft super«, berichtet sie ihrer Freundin Johanna. »Ich fühle mich leichter und freier. Und ich bin generell fitter, obwohl ich nicht mehr Sport mache als sonst. Beim Intervallfasten habe ich ein richtig gutes Gefühl.«

Reset 1: So geht Intervallfasten

Für das Intervallfasten strukturieren Sie Ihren Tag gezielt. Sie entscheiden für sich, was Ihr Essfenster und was Ihr Fastenfenster während des Tages sein soll. Als ersten Schritt definieren Sie also Ihr persönliches Essfenster im 24-Stunden-Rahmen. Anders ausgedrückt: Spät frühstücken und früh zu Abend essen – und Sie sind bereits mittendrin!

Das fällt sehr viel leichter, als ständig über Mengen zu grübeln und sich bei jeder Mahlzeit einen Teil zu verkneifen. Oder zumindest das Gefühl zu haben, dass Sie dies eigentlich tun sollten. So wird der Intervallfasten-Reset rasch und unkompliziert Teil Ihres Alltags.

Als zweiten Schritt können Sie dann Ihre Fastenfenster allmählich vergrößern, also Ihren »Fastenmuskel« weiter trainieren. Dies verstärkt die Autophagie und bringt Sie noch weiter in Richtung Fettabbau.

Von der anderen Seite her betrachtet bedeutet dies nun, dass Sie nur noch in einem Zeitfenster von 6–10 Stunden essen. Sie benötigen dabei keine besondere Vorbereitung. Es genügen Ihre Entscheidung und Ihre Entschlossenheit. Das Streichen von Snacks und Zwischenmahlzeiten ist für den Intervallfasten-Reset praktisch der erste Schritt. Trinken von Wasser, Basen- oder Kräutertee ist in der Zwischenzeit erlaubt und sogar erwünscht.

Vielleicht ist es Ihnen schon aufgefallen: Man spricht beim Intervallfasten immer wieder gern von 14:10, 16:8 oder auch 18:6. Das bedeutet nichts anderes als das Verhältnis zwischen Fastenfenster und Essensfenster in Stunden und auf einen Tag bezogen. 16:8 heißt folglich: Während 16 Stunden wird nicht gegessen und während 8 Stunden sind 2 bis 3 Mahlzeiten erlaubt.

Intervallfasten ist ein super Einstieg

Falls Sie sich ein mehrtägiges Fasten im Moment noch nicht vorstellen können, ist Intervallfasten ein unkomplizierter Einstieg in einen Fasten-Reset. Ein Hineinschnuppern, ideal zum »unverbindlichen« Ausprobieren. Das Intervallfasten ist aber keineswegs nur etwas für Neulinge. Falls Sie schon Erfahrung mit dem Fasten haben und dessen Effekte dauerhaft in Ihren Lebensalltag integrieren möchten – auch dafür ist das intermittierende Fasten ein perfekter Zugang.

Reset 1: Essenspausen verlängern – aus 3 mach 2

Die populärste Form des Zwei-Mahlzeiten-Prinzips ist das Weglassen des Abendessens, auch Dinner-Cancelling genannt. Die gute Nachricht ist: Selbst wer am Abend doch noch eine klare Gemüsebrühe zu sich nimmt, bleibt trotzdem im Fastenmodus. Das hilft vielen, in der Zufriedenheit zu bleiben. Und man kann sich auf diese Weise auch gemeinsam mit der Familie an den Tisch setzen.

Einigen Menschen ist das Abendessen allerdings zu wichtig, um es ausfallen zu lassen. Vielleicht weil es die Zeit des Tages ist, an der sie mit der Familie oder mit Freunden zusammen sind. Oder auch, weil sie spät von der Arbeit nach Hause kommen und erst dann entspannen und ein vernünftiges Essen zubereiten können. So lassen diese »Resetter« lieber das Frühstück ausfallen.

Probieren Sie aus, welche Mahlzeitenverteilung für Sie persönlich am besten passt. Ein Tipp: Die Gewichtsreduktion klappt besser, wenn Sie das Abendessen streichen!

16 Stunden täglich zu fasten bedarf anfänglich einer Umgewöhnung, aber spätestens nach der ersten Woche beginnt die Routine zu greifen. Doch es bringt auch so einiges an Genuss mit sich. Sie spüren wieder Ihre natürlichen Ess-Instinkte, erleben eine gute Sättigung deutlicher und haben ein intensiveres Geschmacksempfinden. Sie sind leistungsfähig und fit. Und ganz nebenbei verbessern Sie auch noch die Figur. Intermittierendes Fasten stabilisiert auch Ihren Blutzuckerspiegel: Heißhungerattacken gehören dann meist der Vergangenheit an.

Essen Sie nicht weniger – essen Sie weniger oft

Jedes Mal, wenn Sie etwas essen, sagen wir einmal eine ausgewogene Mahlzeit, dann entscheidet Ihr Körper je nach Bedarf, ob er die enthaltenen Kalorien sofort zur Energiegewinnung verwendet oder ob er sie speichern wird. In den meisten Fällen wird er beides tun. Er wird einen Teil davon in Energie umsetzen, das bedeutet, Ihr Blutzuckerspiegel steigt. Den anderen Teil wird er aufbewahren – für später, falls er einmal etwas mehr brauchen sollte. Diesen Teil speichert er dann als Fettgewebe. Und immer wenn Sie essen, wiederholt sich dieser ganze Prozess: Ihr Körper wird alles, was er gerade nicht benötigt, als Fett einspeichern.

Das ist es auch, was viele Menschen frustriert berichten: »Ich esse ja gar nicht so viel, aber mein Körper behält einfach alles. Ich esse immer weniger, und trotzdem nehme ich sogar noch weiter zu.« Je länger diese Mahlzeit nun aber zurückliegt, desto mehr wird Ihr Blutzuckerspiegel absinken und Ihr Stoffwechsel wird insgesamt mehr von dem verbrennen, was Sie ihm durch das Essen zugeführt haben. Entsprechend weniger Fett speichert er dann auch ein!

Reset 1: So könnte Ihr 16:8-Intervallfasten aussehen

Sie essen beispielsweise Ihre letzte Mahlzeit des Tages um 18 Uhr. Danach trinken Sie lediglich noch Wasser und ungesüßten Tee oder nehmen vielleicht noch eine klare Gemüsebrühe zu sich und gehen mit einer angenehmen Leichtigkeit zu Bett. Wenn Sie am Morgen aufwachen, gönnen Sie sich zunächst nur eine Tasse Grüntee oder Matcha (natürlich auch ungesüßt) und verlängern auf diese Weise nochmals Ihre Essenspause. Ihre erste Mahlzeit nehmen Sie dann frühestens um 10 Uhr vormittags ein. Das waren dann bereits 16 Stunden ohne Kalorienzufuhr!

Wenn Sie die Essenspause auf 18 Stunden ausdehnen möchten (somit 18:6), dann essen Sie frühestens wieder um 12 Uhr mittags. Köstliche und ausgewogene Rezeptideen dazu finden Sie im hinteren Teil dieses Buches.

RESET 1 INTERVALLFASTEN

Intervallfasten ist absolut alltagstauglich – Sie können es also auch regelmäßig jeden Tag machen. Entscheiden Sie selbst, ob Sie das Frühstück oder das Abendessen weglassen.

So könnte Ihr Tag aussehen:

Morgen
- ausgewogenes Frühstück oder:
- 2–3 Tassen Kräutertee oder Grüntee bzw. Matcha, eventuell mit Zitrone oder 1 TL Honig

Vormittag
- reichlich Wasser trinken, auch mit Zitronensaft möglich

Mittag
- ausgewogene Mittagsmahlzeit

Nachmittag
- reichlich Wasser trinken, auch mit Zitronensaft möglich

Abend
- ausgewogenes Abendessen oder:
- 300 ml Gemüsesaft oder Basenbrühe und/oder
- 2 Tassen Kräutertee, eventuell mit Zitrone oder 1 TL Honig

Supplemente
- nicht nötig

Darmreinigung
- nur bei chronischer Darmträgheit: 1–2 TL Hydrocol mit 250 ml Wasser abends vor dem Schlafengehen nehmen

Erfolgskriterium: Keine »leeren« Kalorien essen

Wenn Sie Ihren Essensrhythmus von bisher 3 auf 2 Mahlzeiten reduzieren, dann kommt es umso mehr darauf an, Ihrem Körper mit jeder dieser beiden Mahlzeiten wirklich wertvolle Nährstoffe zu geben. »Leere« Kalorien in Form von Snacks oder Naschereien können Sie zwar kurzzeitig sättigen bzw. den Magen füllen. Sie führen aber längerfristig ins Defizit, weil Vitamine, Mineralstoffe und Ballaststoffe fehlen. Damit wäre dann Ihr tägliches Reset schon zum Scheitern verurteilt, noch bevor Sie richtig gestartet sind. Entscheidend ist auch, die täglich benötigte Ballaststoffmenge jetzt in 2 statt bisher vielleicht 3 Mahlzeiten »unterzubringen«. Aus diesem Grund finden Sie hier in unserem Buch zahlreiche Rezepte für hochwertige Frühstücks-, Mittags- und Abendmahlzeiten.

Engpass Verdauung

Prinzipiell können Sie direkt und ohne spezielle Vorbereitung mit dem Intervallfasten starten. Es sind dazu auch keine speziellen Nahrungsergänzungen nötig, sondern, wie eben schon erwähnt, einfach nur eine ausgewogene Ernährung.

Auf einen häufigen und nicht unerheblichen Engpass möchten wir Sie noch hinweisen: Ihre Verdauung. Tägliche Darmentleerungen sind der absolut entscheidende Faktor, wenn es darum geht, belastende Stoffwechselabfälle und Schadstoffe loszuwerden. Jedes Mal, wenn wir essen, bekommt unser Körper, beginnend mit dem Kauen und Schlucken, Impulse, die bereits die Darmperistaltik mit anregen. Er bekommt signalisiert, »Platz« zu schaffen für die neue Nahrung, die verarbeitet werden muss. Durch die nun beim Intervallfasten größeren Essenspausen erhält Ihr Körper solche Signale entsprechend seltener. Eine trägere Verdauung könnte die Folge sein, vor allem, wenn Sie generell dazu neigen, und zu einem lästigen Hindernis bei Ihrem Reset werden.

Sollte sich also bei Ihnen dieses Thema beim Intervallfasten einstellen, dann raten wir Ihnen, gezielt für eine regelmäßige tägliche Entleerung des Darmes zu sorgen. Da dies ein weit verbreitetes Problem darstellt, haben wir unser spezielles Darmpassagepulver »Hydrocol« entwickelt. Es lässt sich unkompliziert und ohne Gewöhnungseffekt einsetzen. Einfach abends 1–2 TL direkt vor dem Schlafengehen in 250 ml Wasser gelöst trinken.

Und behalten Sie immer in Erinnerung: Beim Fasten gibt es kein Scheitern – einfach neu starten und weitermachen!

Reset 2: Kurzzeitfasten – der 24–48-Stunden-Reset

Beim zweiten Reset, den wir Ihnen nun vorstellen, fasten Sie für 24-48 Stunden, also 1 oder auch bereits 2 Tage. Zweck dieses Resets: mehr Autophagie, mehr Wachstumshormon, mehr Fettverbrennung. Also deutlich mehr von all den positiven Effekten! Dieser Reset ist dann für Sie der richtige, wenn Sie ein intensiveres Ergebnis beim Fasten erzielen wollen. Ihr Stoffwechsel wechselt hier bereits in den ketogenen Modus, also auf die fettverbrennende B-Seite Ihres Stoffwechsels. Dies ist besonders wichtig, wenn Sie vielleicht schon eine

Weile erfolgreich intervallfasten und jetzt ein gewisses »Plateau« erreicht haben …

Weil die Gewohnheit irgendwann zum Hindernis wird

Denn auch hier lauert die Adaptation. Ihr Körper stellt sich auf alles ein, irgendwann auch auf die regelmäßigen Essenspausen. Jeder Reiz, den wir dem Körper geben, verliert auf Dauer allmählich an Wirkung. Die Stimulation greift dann nicht mehr so gut. Diese immer wieder zu verstärken ist auch keine Lösung. Denn wenn der Reiz zu stark wird, ist irgendwann die physiologische Grenze überschritten: Der Effekt kehrt sich um und wirkt zerstörerisch auf den Körper.

Auch hier wirkt die körpereigene Homöostase (Seite 23), also jene Regulationskraft, die ständig bestrebt ist, das gesamte System im Gleichgewicht zu halten. Das ist auch der Grund, warum viele Menschen die Erfahrung machen, dass strikte Diäten nach einer Weile einfach nicht mehr den positiven Effekt haben, der anfangs da war, obwohl diese weiter diszipliniert eingehalten wurden. Ernähren wir uns zum Beispiel längere Zeit stark kalorienreduziert, um Gewicht zu verlieren, wird sich unser Körper darauf einstellen, indem er einfach seinen Grundumsatz, also seinen Verbrauch, stark einschränkt. Was ist die Folge? Die anfängliche Gewichtsabnahme wird immer weniger. Und durch den zurückgeschraubten Grundumsatz kommt es im Gegenteil auch noch rascher als bisher zu einer neuerlichen Gewichtszunahme – eine frustrierende Erfahrung!

Hier gilt es dann, mit den richtigen Maßnahmen zu reagieren, um den Körper weiter in Schwung zu halten: Kleine, zeitweise Umstellungen setzen geeignete Impulse, damit der Organismus in einer guten Dynamik bleibt. Unser Körper »tickt« einfach so.

Wenn Sie also figur- oder gesundheitsmäßig trotz täglichem 16:8-Reset noch immer nicht ganz dort sind, wohin Sie wollen und das Gefühl haben, festzustecken, dann ist es Zeit für Stufe 2: den 24–48-Stunden-Reset. Damit kommen Sie aus der Adaptation heraus. Sie setzen einen neuen Reiz, auf den Ihr Körper wieder stärker reagieren wird. Als schon etwas geübter Faster empfehlen wir Ihnen, diese Form des Fastens einmal pro Woche durchzuführen.

Clara

»Endlich habe ich einen Weg gefunden, der mich auf Kurs hält«

Und das Intervallfasten erlaubt mir trotzdem, auch mal zu feiern und zu genießen«, freut sich Clara. »Aber eben alles zu seiner Zeit!«

Sie hat jetzt das Fasten sogar schon einige Mal über einen Tag hinaus verlängert, weil es so gut gelaufen ist. Und es hat funktioniert. »Ich trage schon eine Kleidergröße kleiner! Und ich schlafe auch viel besser, wenn der Magen leer ist beim Zubettgehen. Nicht einmal mein geliebtes Frühstück fehlt mir an diesen

Tagen, das hätte ich mir früher nie vorstellen können. Ich habe auch so genug Energie, um gut in den Tag zu starten.«

Dennoch kommen ihr manchmal Zweifel. Ob sie dabei wohl auf Dauer nichts falsch macht? Mit der Verdauung klappt es nämlich noch immer nicht so richtig. Und bei der Bauchform selbst findet sie, wenn sie sich kritisch betrachtet, nicht gar so viel Veränderung. Sind also letztlich doch ihre Hormone schuld, die sich jetzt in den Wechseljahren so verändern? »Und wie ist das mit den Nährstoffen, wenn ich jetzt nur noch zweimal pro Tag esse – fehlt mir da auf Dauer wirklich nichts? Ich habe nämlich keine Lust mehr auf böse Überraschungen,« sagt Clara.

Reset 2: So könnte Ihr 24–48-Stunden-Reset aussehen

Sie essen beispielsweise am Sonntagabend zuletzt um 18 Uhr. Dadurch haben Sie am Montagmorgen bereits gute 12 Stunden Fasten hinter sich. Achten Sie jetzt über den Tag hinweg darauf, ausreichend Flüssigkeit zu sich zu nehmen. Trinken Sie reichlich Wasser, Kräutertees und bei Bedarf auch Belebendes wie ungesüßten Grüntee, Matcha oder Dr. Wunder N.R.Gi-Tee. Dies ist besonders wichtig, wenn Sie Kaffeetrinker sind. Da hilft ein gesunder und fastentauglicher Energiekick erheblich beim Durchhalten! Mittags stärken Sie sich entweder mit einem frischen rohköstlichen Gemüsesaft oder Sie wärmen sich von innen mit einer Schale basenbildender Gemüsebrühe.

Säfte und Basenbrühe sollten Sie beim Fasten immer in kleinen Schlucken zu sich nehmen. Am besten löffeln und wie eine Suppe genießen. Wasser, Mineralwasser und Tees lieber etwas über den Durst hinaus trinken als zu wenig. Wasser ist ein wichtiges Lösungs- und Spülmittel für Ihren Körper, der hier bereits die ersten Entgiftungsprozesse aktiviert.

Wenn Sie schon etwas routinierter sind und es schaffen, auch noch das Abendessen zu streichen, dann schreiben Sie so richtig Gutstunden auf Ihrem Reset-Konto. Denn kommt die Nacht noch hinzu, sind Sie schlagartig bei ganzen 36 Fastenstunden angekommen!

Ab hier überlassen Sie es am besten Ihrem Körpergefühl, wann Sie im Laufe des Folgetages wieder auf die A-Seite zurückwechseln. Das wird nicht jedes Mal der gleiche Zeitpunkt sein. Viele Faktoren, die die Tagesverfassung beeinflussen, fließen da mit ein.

Ein Tipp: Dem bisher vielleicht ungeliebten Montag könnten Sie auf diese Weise eine ganz neue Bedeutung verleihen. Etwaige »Wochenend-Sünden« sind auf diese Weise rasch wieder ins Lot gebracht!

Reset 2: Kickstart Darm

Der Einstieg in ein 1–2-tägiges Fasten gelingt am besten mit einer gründlichen Entleerung des Darms. Dies hilft enorm beim Umsteigen in den anderen Körpermodus. Denn, was die wenigsten wissen: Ein über-

RESET 2

KURZZEITFASTEN

Das *Kurzzeitfasten* über 1–2 Tage führen Sie idealerweise einmal pro Woche durch. Sie können es auch ergänzend zum Reset 1 machen.

So könnte Ihr Tag aussehen:

Morgen

- 2 Tassen Kräutertee oder Grüntee bzw. Matcha, eventuell mit Zitrone oder 1 TL Honig

Vormittag

- reichlich Wasser trinken, auch mit Zitronensaft möglich

Mittag

- 300 ml Gemüsesaft oder Basenbrühe

Nachmittag

- 2 Tassen Kräutertee, eventuell mit Zitrone oder 1 TL Honig

Abend

- 300 ml Gemüsesaft oder Basenbrühe

Supplemente

- Basenausgleich mittels Basenpulver: jeweils 1 TL Base 5 mit 250 ml Wasser einnehmen

Darmreinigung

- mittels Abführsalz (1–2 TL Hydrocol mit 250 ml Wasser abends vor dem Schlafengehen einnehmen) oder Einlauf

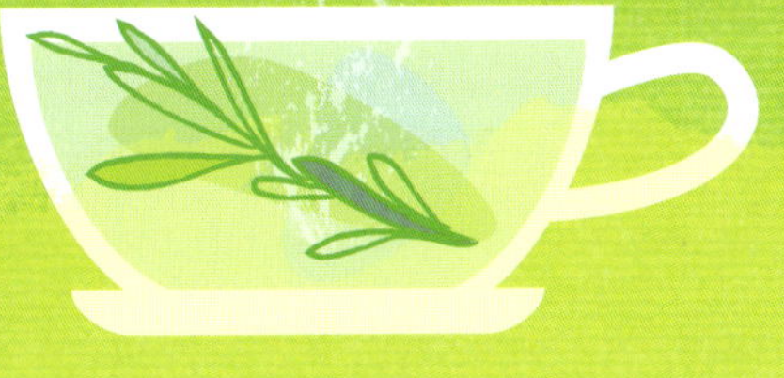

füllter Darm ist häufig Mitursache für aufkommendes Hungergefühl. Ist dieser gut geleert, sind Esslust und Hunger oft wie weggeblasen!

Das Thema Darm spielt in unserer medizinischen Praxis eine besonders wichtige Rolle. Als Zentrum für Ernährungs- und Stoffwechseltherapie sind wir naturgemäß täglich mit Verdauungsbeschwerden konfrontiert und entsprechend darauf spezialisiert. Dieser Fokus auf die zentrale Entgiftungsfunktion des Darms findet sich auch in all unseren Wunderleicht-Detox-Kuren wieder.

Beim Heilfasten kommen seit jeher die beiden klassischen salinischen Abführmittel »Glaubersalz« und »Bittersalz« zum Einsatz. Diese beiden Mineralsalze wirken zwar gut abführend, bringen allerdings auch einige Schwierigkeiten mit sich. Daher haben wir zur Vereinfachung der Darmentleerung ein optimal verträgliches salinisches Abführmittel ohne Gewöhnungseffekt entwickelt: Dr. Wunder Hydrocol ist frei von Zusatzstoffen, geschmacksneutral und daher sehr leicht einzunehmen.

Für Ihren 24–48-Reset empfehlen wir folgende Methode der Darmentleerung: 2 TL Dr. Wunder Hydrocol abends direkt vor dem Schlafengehen in 250 ml Wasser gelöst trinken. Nach Belieben können Sie auch noch einen Spritzer Zitronensaft hinzufügen. Dies verhilft Ihnen auf sanfte Weise über Nacht zu einer gründlichen, befreienden Morgenentleerung. Alternativ können Sie natürlich auch mit den oben erwähnten Klassikern arbeiten oder einfach einen Einlauf (Seite 73) machen.

Noch ein Tipp: Falls Sie generell eine eher träge Verdauung haben, lässt sich Dr. Wunder Hydrocol auch außerhalb des Fasten-Resets gewöhnungsfrei einsetzen.

Der zweite Fastentag

Prinzipiell machen Sie alles gleich wie am Tag davor. Versuchen Sie am zweiten Tag bewusst, mehr Wasser zu trinken, als Ihr Durst es verlangen würde. Orientieren Sie sich dazu an einer täglichen Trinkmenge von mindestens 2,5 Litern Wasser oder Kräutertee. Besonders dann, wenn Sie sonst in Ihrem Alltag regelmäßig Kaffee trinken, ist eine höhere Trinkmenge besonders wichtig. Dies hilft auch, ebenso wie die guten Darmentleerungen, aufkommende Hungergefühle wegzuspülen.

Um »Durchhängern« vorzubeugen, führen Sie am besten am Morgen des zweiten Tages noch einmal mit einem knappen Esslöffel Dr. Wunder Hydrocol gründlich ab. Auch der bewährte Einlauf hilft.

Ihr Organismus muss sich an das rasche Wechseln zwischen A-Seite und B-Seite erst gewöhnen, unter Umständen reagiert er daher anfangs mit Hungergefühlen. Ist dies trotz ausreichenden Trinkens und Darmentleerens noch immer stark der Fall, trainieren Sie vorerst einfach einmal weiter mit dem Reset 1 (16:8-Intervallfasten) die Umstellung auf den ketogenen Modus. Weiten Sie dann Ihr Zeitfenster immer mehr aus, bis sie dort angekommen sind, wo Sie hinmöchten.

Säurepuffer: Basenmischung einnehmen

Zunehmende Autophagie geht immer mit einer erhöhten Säurelast für den Körper einher. Das bringt das interne Zell-Recycling so mit sich: Körpereiweiß wird abgebaut und

Nichts für Anfänger: Trockenfasten

Eine Möglichkeit, die regenerierende Wirkung des Fastens noch zu verstärken, besteht darin, Perioden des Trockenfastens einzubeziehen, also für eine kurze Zeitdauer (12–24 Stunden) weder zu essen noch zu trinken. Dies ist eine besonders intensive Fastenform. Ein fastengeübter Körper kommt dabei in kürzester Zeit in eine tiefe Ketose und damit in eine tiefe Autophagie mit intensiven Effekten. Außerdem befreit uns Trockenfasten erwiesenermaßen schneller als jede andere Fastenvariante von überschüssigem Fett. Aber Vorsicht: Sie ist nur für Menschen geeignet, die schon Fastenerfahrung haben. Beim Trockenfasten ist die Vorreinigung mittels Salz oder Einlauf entscheidend für den Erfolg. Halten Sie sich die Dauer Ihrer »Trockenzeit« auf jeden Fall offen und hören Sie diesbezüglich auf Ihren Körper! Das Trockenfasten verlangt Ihrem Organismus so einiges an Leistung ab. Fühlen Sie sich gut, bleiben Sie »trocken« bis zum Abend. Sollten Sie sich schwindlig oder benommen fühlen, beenden Sie das Trockenfasten. Nehmen Sie dazu als erstes 1–2 TL reines Basenpulver in mind. 250 ml Wasser oder 2–3 Tassen Basentee zu sich, bevor Sie wieder essen. Wollen Sie länger als 24 Stunden trockenfasten, sollten Sie sich dazu fastenärztliche Betreuung holen.

zwangsläufig entsteht dabei Säure. Das kann das Wohlbefinden beeinträchtigen: Mattigkeit oder sogar Hungergefühle können entstehen. Da macht es Sinn, schon vorbeugend abzupuffern. Mit der simplen Einnahme einer basenbildenden Mineralstoffmischung halten Sie Ihren Körper in der Balance.

Abschied von der Zigarette

Einen wichtigen Punkt haben wir uns für das Ende dieses Abschnitts aufgehoben. Verabschieden Sie sich in Ihren Fastenfenstern bewusst von Zigaretten, Alkohol, Kaffee und Süßigkeiten – kurz, von allen Suchtgiften. Sie verdoppeln damit den Detoxeffekt. Aber keine Panik, es ist ja nicht für immer. Mit einem nüchternen und klaren: »Tschüss, ihr Lieben – bis übermorgen!«, geht es leichter, als Sie glauben.

Das Bauchfett schmilzt dahin

Im ketogenen Modus, also der B-Seite des Stoffwechsels, verbrennen wir besonders das ungesunde Übermaß an Viszeralfett (von lateinisch viscera = Eingeweide). So bezeichnet man in die Bauchhöhle eingelagertes Fett. Im Gegensatz zum Unterhautfettgewebe ist es nicht direkt zu sehen, sondern erst ab einer gewissen Menge durch die Zunahme des Bauchvolumens erkennbar. Es dient in geringem Ausmaß als mechanischer Schutz für unsere Organe, aber vor allem als Energiespeicher für Phasen von Nahrungsmangel.

Dieser Fettspeicher sicherte uns Menschen in früheren Zeiten das Überleben. Heute stellt sich das Problem umgekehrt dar: Gibt es angesichts der heutigen Nahrungsmittel-Überversorgung regelmäßig zu viel des

Guten, dann lagert der Körper mehr Extra-Bauchfett ein, als biologisch sinnvoll oder gesund ist.

Denn leider sind unsere viszeralen Fettzellen besonders aktiv. Sie speichern nicht nur überschüssige Energie, sondern produzieren, viel mehr als andere Fettzellen, auch verschiedene Hormone und entzündungsfördernde Substanzen. Diese werden dann ins Blut abgegeben und zeichnen für eine lange Reihe von Erkrankungen mitverantwortlich.

Ein hoher Anteil an Viszeralfett erhöht dementsprechend auch unser Risiko, an Diabetes, Bluthochdruck, Arteriosklerose, chronischen Entzündungen, Thrombose, metabolischem Syndrom, Herzinfarkt und Schlaganfall bis hin zu Krebs und Alzheimer zu erkranken.

Übrigens: Auch psychischer Stress begünstigt das Entstehen von Viszeralfett. Denn Stress gibt seit Urzeiten für unseren Körper das Notsignal, möglichst viel Fett anzuhäufen, um schlechte Zeiten überleben zu können.

Unsere Helden

Clara gehen gleich mehrere Lichter auf

» *In der Firma erzählt eine Arbeitskollegin von einer Freundin, die nach einer Heilfastenkur wie ausgewechselt war: »Schlank, fit und sprühend vor Energie, wie nach einem Karibikurlaub mit allem, was guttut, einfach beneidenswert!« Clara fragt nach und ist sehr überrascht zu erfahren, dass dazu kein Klinikaufenthalt nötig war, sondern dass die Freundin einfach an einem Online-Coaching von zu Hause aus teilgenommen hat. Ein gutes Jahr ist das jetzt schon her. Und seither macht sie einfach regelmäßig ihre »Resets«, wie sie das nennt, und hat in dieser Zeit auch ernährungsmäßig so allerhand erfolgreich umgestellt.*

Noch am selben Abend ist Clara bereits auf der Homepage, sieht, dass das Fasten professionell von einer Fastenärztin und einem Diätologen begleitet wird, und bucht spontan einen Ersttermin. Nicht lange danach ist Clara dann mit ihren aktuellen Befunden schon in der fastenärztlichen Praxis.

»Intervallfasten ist ein tolles Werkzeug, das wir gern bei unseren Therapien einsetzen. Vor allem dann, wenn es darum geht, den Stoffwechsel erst einmal zu entlasten. Und es bringt im Organismus oft schon einiges wieder in Gang. Was es aber nicht schafft, ist, sämtlichen Stoffwechselmüll der letzten Jahrzehnte einfach verschwinden zu lassen«, erklärt ihr diese.

Im weiteren Gespräch erfährt Clara, wie und warum sich bei ihr über die Jahre so einige Altlasten im Körper angesammelt haben. »Essenspausen und gesunde Ernährung sind ganz wichtig, um in der Balance zu bleiben. Doch sie ersetzen uns die gezielte regelmäßige Tiefenreinigung, sprich Entschlackung des Körpers nicht«, so die Fastenärztin.

»Das leuchtet mir ein!«, sagt Clara. »Denn mal ehrlich, wer ernährt sich denn schon sein ganzes Leben lang vorbildlich? Bis die ersten Zeichen deutlich sichtbar werden, hat sich ja sicherlich schon so allerhand im Körper angesammelt.«

Was Clara bei diesem Ersttermin auch fasziniert, ist die Erkenntnis, dass die ungesunden Verhältnisse in ihrem Darm für ihren Stillstand mitverantwortlich sind: Die Ärztin diagnostiziert bei ihr einen typischen Gas-Gär-Bauch. »Rohkost generell und besonders rohes Obst verschlimmern die Gärung und damit den Entzündungszustand im Darm noch weiter«, erklärt ihr Lulit Wunder. »Ist der Darm auch noch verstopft, wird der Körper seine Giftstoffe nicht mehr los. Das macht auf Dauer richtig müde und schlapp. Viele behelfen sich dann mit mehr Kaffee.«

Da gehen Clara gleich mehrere Lichter auf. Sie beginnt einiges an Zusammenhängen zu begreifen, wenn sie so die letzten 20 Jahre ihres Lebens Revue passieren lässt: »Klar, ich schleppe da schon zu lange viel zu viel mit mir herum!« Auch die Rückenschmerzen finden so eine Erklärung, die starken Beschwerden in ihrer Rohkostzeit. Selbst das Kopfweh und die Erschöpfungsgefühle, die sich in letzter Zeit schon gehäuft hatten. Es ist also längst nicht alles immer nur hormonell verursacht und damit einfach Schicksal.

Und so kommt es, dass Clara beschließt, dem großen Heilfasten-Reset eine Chance zu geben! «

Alexander: »Ich mach jetzt gleich Nägel mit Köpfen!«

» *Alexander sagt zu seiner Frau: »Jetzt leg ich noch den großen Wunderleicht-30-Tage-Reset nach. Ich wollte ja immer schon konkrete Resultate – und das so rasch wie möglich. Und jetzt hab ich endlich wieder das Gefühl, auf dem richtigen Weg zu sein.«*

So fackelt Alexander gar nicht lange. Er meldet sich zur ambulanten Intensiv-Kur in der Praxis Wunder an und nimmt sich ein paar Tage frei für den Start der intensiven Fastenphase. »Den Rest«, so meint Lulit Wunder, »können Sie auch gut neben der Arbeit realisieren. Vorausgesetzt, es bleibt bei einer normalen Arbeitswoche – also ohne große Überstunden!«, stellt sie noch klar. «

ALLE DREI RESET-PROGRAMME im Überblick

RESET 1
INTERVALLFASTEN
mit 14–18 Stunden Essenspause

Wachstumshormonausschüttung	✓
Autophagie	✓
Fettverbrennung	✓
Hilft bei	• Verdauungsproblemen • erhöhtem Nüchternblutzucker • Übergewicht • Heißhungerattacken • Infektneigung • Stimmungsschwankungen
Anwendung	regelmäßig, am besten täglich
Darmreinigung	nur bei chronischer Darmträgheit: Abführsalz (Hydrocol)

RESET 2 KURZZEITFASTEN Kurzzeitfasten für 24–48 Stunden	RESET 3 GROßES HEILFASTEN 30 Tage (7 oder 14 Fastentage & 21 Tage Aufbau)
✓✓	✓✓✓ (7 Fastentage) ✓✓✓✓ (14 Fastentage)
✓✓ (24 Stunden) ✓✓✓ (48 Stunden)	✓✓✓✓
✓✓	✓✓✓ (7 Fastentage) ✓✓✓✓ (14 Fastentage)
zusätzlich zu den Effekten von Reset 1: • chronisch-entzündlichen Erkrankungen • Reizdarm • Reflux/Sodbrennen • Insulinresistenz • Prädiabetes • erhöhten Blutfettwerten (Cholesterin, Triglyceride) • Hormondysbalancen • Konzentrationsstörungen • Schlafprobleme	zusätzlich zu den Effekten von Reset 1 + 2: • chronischen Darmerkrankungen (Colitis, Morbus Crohn) • Darmfehlbesiedlung, Leaky Gut, SIBO • Pilzbelastung (Candida) • rheumatischen Erkrankungen (z.B. Polyarthritis, Fibromyalgie) • chronischen Immunstörungen, Allergien • Bluthochdruck (Hypertonie) • Adipositas (Fettleibigkeit) • Diabetes mellitus Typ 2 • erhöhten Harnsäurewerten (Gicht) • Fettleber • Durchblutungsstörungen • chronischen Hauterkrankungen (Ekzeme, Neurodermitis, Psoriasis) • Migräne, chronischen Kopfschmerzen
am besten einmal pro Woche, auch ergänzend zu Reset 1	Am besten 1–2 Mal pro Jahr, auch ergänzend zu Reset 1 + 2. Unter fastenärztlicher Anleitung sind zur Therapie von Krankheiten oft auch längere Fastenphasen sinnvoll.
Abführsalz (Hydrocol) oder Einlauf	Abführsalz (Hydrocol) oder Einlauf

Reset 3: Das Wunderleicht-30-Tage-Heilfasten-Programm

Hier sind wir nun beim Königsweg unter den Resets – einer von uns über die letzten 20 Jahre entwickelten, 30-tägigen Heilfastenkur: 7 intensive Fastentage bewirken eine tiefe Reparatur Ihres Körpers, die anschließende strukturierte Aufbauzeit setzt den Prozess fort und garantiert den bleibenden Erfolg.

7 intensive Tage für:

- Autophagie
- Stammzellenproduktion
- Fettverbrennung
- Entzündungshemmung

21 bewusste Tage zur:

- weiteren Regeneration der Gewebe
- nachhaltigen Gewichtsregulierung
- gründlichen Darmsanierung
- Ernährungsoptimierung

Der große Heilfasten-Reset ist der richtige Weg für Sie, wenn Sie also:

- Übergewicht wirklich und auf Dauer in den Griff bekommen wollen
- Ihre Insulinresistenz rückgängig machen möchten
- den Alterungsprozess verlangsamen/ das Rad der Zeit ein wenig zurückdrehen möchten
- die Zellreparatur in Ihrem Körper anregen wollen
- an einem ernsthaften gesundheitlichen Thema arbeiten
- Entzündungen in den Griff bekommen möchten
- eine Blutdruckkorrektur benötigen

Keinesfalls nur für Übergewichtige

Selbst wenn Sie mit Ihrem Gewicht zufrieden sind, kann dieses große Heilfasten für Sie interessant sein, denn nach mehreren Fastentagen setzt neben den bereits beschriebenen positiven Effekten auch noch die Produktion von Stammzellen, also unseren Gewebs-Mutterzellen, ein. Deshalb lässt sich der große Reset auch perfekt zum Ankurbeln von Wundheilungen nach Operationen oder Verletzungen einsetzen. Unter ärztlicher Aufsicht ist das intensive Heilfasten auch für Menschen geeignet, die aufgrund schwerer Erkrankungen ihre Stammzellproduktion aktivieren wollen oder an einer vollständigen Neuregulierung ihres Immunsystems arbeiten.

Reset 3: Der Körper produziert wieder Stammzellen

Spätestens nach fünf Fastentagen beginnt Ihr Körper damit, selbst Stammzellen zu produzieren. Was das für Sie bedeutet? Sagen wir es so: Der heilige Gral in der Medizin ist heute die Stammzellenforschung. Diese vermutet, darin den Schlüssel zur ewigen Jugend zu finden, denn Stammzellen sind die Bausteine des Lebens. Man könnte sie auch als die »Mütter« unseres gesamten Zellguts bezeichnen, denn jede einzelne unserer etwa 40 Billionen Körperzellen geht aus einer Stammzelle hervor.

Im Laufe des Lebens nehmen unsere Stammzellen kontinuierlich in ihrer Zahl ab. Und jene, die übrig bleiben, werden weniger flexibel und leistungsfähig. Das heißt, unsere naturgegebene Fähigkeit zur Selbsterneuerung lässt nach, wir werden »alt«: Wir spüren das in einer schlechteren Wundheilung, einer schwächeren Immunabwehr; unsere

Haare werden grau oder fallen aus, die Verdauungsdrüsen werden »müder« usw. Doch wie schnell oder langsam dies der Fall ist, können Sie selbst mitbeeinflussen.

Und Sie müssen dafür nicht erst auf eine Super-Injektion warten. Erfreulicherweise birgt jeder Körper die natürliche biologische Kapazität, seine Stammzellproduktion wieder anzuregen und aufrechtzuerhalten. Der direkte Weg, diese freizulegen, ist Heilfasten. Heute wissen wir, dass wir damit im Körper eine Art Schalter umlegen und die Signalwege für Stammzellen-Neubildung aktivieren. Heilfasten stimuliert die Selbsterneuerung im Körper, hält ihn gesund und verlängert das Leben.

Was passiert nach Tag 7?

Nach sieben Fastentagen muss natürlich nicht Schluss sein. Bei Ihrem ersten Wunderleicht-Reset ist eine Woche intensives Fasten eine tolle Leistung und wird Sie Ihrem Wunschkörper ein erhebliches Stück näherbringen. Sollten Sie aber bereits Fastenerfahrung haben und mehr als sieben Intensivtage planen: Sämtliche positiven, regenerierenden Effekte nehmen in der zweiten Woche weiter zu. Die Wachstumshormonausschüttung steigt bis zum Ende der zweiten Woche noch steil an (bis zum 20-Fachen unseres üblichen Ernährungsalltags) und beginnt erst dann wieder abzusinken. Auch mehrwöchiges Fasten kann krankheitsbedingt sinnvoll sein. Wenn Sie über 14 Tage hinausgehen wollen, sollten Sie dies allerdings immer unter fastenärztlicher Überwachung tun. Lesen Sie dazu auch die Antwort zur Frage »Darf ich überhaupt fasten?« (Seite 102), bevor Sie diesbezüglich eine Entscheidung treffen.

Reset 3: Die sechs Erfolgsschlüssel

Für einen großen Heilfasten-Reset ist Nichtessen allein nicht mehr genug. Damit eine tiefgreifende Reparatur wirklich gelingt, braucht es noch mehr. Und das gehört alles dazu:

Keine Fasern Der Verdauungsapparat darf endlich einmal so richtig aufatmen. Indem Sie Ihrem Körper keine feste Nahrung (also keine Faser- bzw. Ballaststoffe) mehr zuführen, wird Ihr Darm von Tag zu Tag leerer und freier – und das fühlt sich fantastisch an. Sozusagen wunderleicht!

Maximal 500 kcal täglich Es muss nicht null sein. Eine Kalorienreduktion auf maximal 500 kcal pro Tag ist genug. Damit ist bereits gewährleistet, dass Ihr Körper wirklich im »B-Programm« läuft, also in den reinigenden Fastenmodus mit all seinen Vorteilen geht. Diesen Spielraum nutzen wir für köstliche Fastensäfte, die Sie mit ausreichend Energie (auch für Ihren Berufsalltag) versorgen.

Ausscheidung zum Quadrat Ja, die Schlacken müssen auch raus! Dazu aktivieren wir alle uns zur Verfügung stehenden Körperventile erheblich intensiver als im gewöhnlichen Alltag. Tun wir dies nicht, geht es uns nämlich nicht gut, denn genau dort lauert die Fastenkrise. Ein häufiger Fehler, der vielen, um nicht zu sagen den meisten, passiert!

Defizite ausgleichen Alles Belastende soll hinaus, vom Guten jedoch bringen wir mehr hinein in den Körper. Diese Aufgabe übernehmen vitalstoffreiche Fastensäfte und Gemüsebrühen voller natürlicher Mineralstoffe. Als Säurepuffer dient ein ausgewähltes reines Basenpulver, mehr ist im

Normalfall nicht nötig. Bei gravierenden Mängeln ist eine ergänzende Substitution sinnvoll.

Die Trinkmenge erhöhen Beim Entgiften braucht unser Körper ein Transportmittel – und das ist Wasser. Hier orientieren wir uns an einer täglichen Trinkmenge von mindestens 40 ml pro Kilogramm Körpergewicht – also im Durchschnitt 2,5 bis 3 Liter. Eine ausreichende Trinkmenge hilft Ihnen, Blutdruck und Kreislauf stabil zu halten.

Strukturierter Aufbau »Jeder Dumme kann Fasten, aber nur ein Weiser kann das Fasten richtig abbrechen.« Wir würden es nicht ganz so drastisch formulieren, aber im Grunde hat George Bernard Shaw schon vor 100 Jahren damit den Nagel auf den Kopf getroffen. Wollen Sie vom Effekt auch nachhaltig profitieren, müssen Sie nicht nur über die Kunst des Nicht-Essens Bescheid wissen, sondern auch über die Zeit danach, die Kultur des Essens.

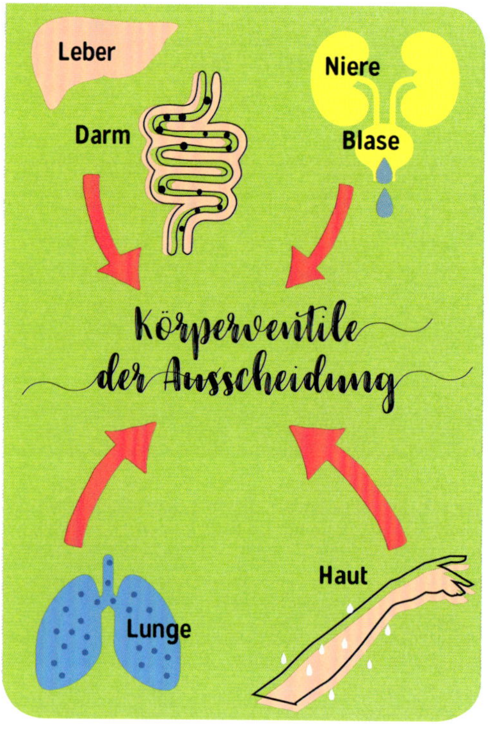

Ausscheidung zum Quadrat

Über vier große Organ-Ventile findet in unserem Körper permanent Ausscheidung statt:

- **Leber und Darm:** Alles, was die Leber als unser größtes Entgiftungsorgan aus dem Blut filtert, muss über den Darm abtransportiert und entsorgt werden. Wir fassen diese beiden Organe daher zu einem großen Ausscheidungskanal zusammen.
- **Nieren und Blase:** Genauso wichtig sind auch die Nieren für die Entgiftung. Diese filtern nonstop Stoffe aus dem Blut heraus, die wir dann über die Blase abgeben.
- **Haut:** Ja, auch über das Schwitzen entgiften wir. Am deutlichsten erkennen wir das immer wieder einmal am Geruch unserer Sportkleidung! Die Haut als unser größtes Organ leistet hier einen beachtlichen Anteil.
- **Lungen:** Auch der Atem hilft dem Körper, in der Balance zu bleiben. So manche Abfallprodukte unseres Stoffwechsels atmen wir einfach ab.

Rund um die Uhr benutzt unser Körper diese Ventile zur Entsorgung von schädlichen Substanzen und Stoffwechselendprodukten. Unser Körper erledigt das im »Normalbetrieb« automatisch, ohne dass wir bewusst darauf achten müssen. So weit, so gut.

Der Fastenkrise keine Chance

Beim Heilfasten wollen wir aber einiges mehr loswerden. Und der einzige Weg für den Körper, belastende Stoffe wegzubekommen ist, diese aus seinen Depots zu lösen und sie noch einmal in den Blutkreislauf zu bringen. Dafür reicht dann der Normalbetrieb allein nicht mehr aus. Zirkulieren dann als Folge vorübergehend mehr von den mobilisierten Abfallstoffen im Blut, kann sich das manchmal auch unangenehm bemerkbar machen. Typische Beispiele für solche »Rückvergiftungssymptome« sind Mattigkeit, Schwindel, Kopfschmerzen oder Stimmungsschwankungen. Keine angenehme Situation, die vielleicht sogar daran zweifeln lässt, ob das wohl richtig ist, was man gerade tut. Vielleicht haben Sie ja auch schon einmal den Begriff »Fastenkrise« gehört.

Solch eine Fastenkrise lässt sich aber bewusst umschiffen! Denn werden alle anfallenden Stoffe so rasch wie möglich abtransportiert, findet keine Rückvergiftung statt. Wir brauchen in dieser Situation also eine Ausscheidung zum Quadrat. Und wie geht das?

- Unsere Nieren gut spülen durch Erhöhung der Trinkmenge.
- Die Haut ins Schwitzen bringen durch Bewegung oder Sauna. Auch basische Bäder können einen entscheidenden Beitrag leisten.
- Unsere Lungenkapazität voll nutzen durch tiefe Atmung, am besten an der frischen Luft.

Aber es gibt einen zentralen Schlüssel zur Vermeidung einer Fastenkrise:

- Dem Darm freie Bahn verschaffen.

Dafür sind zumindest zwei gründliche Darmentleerungen an jedem Fastentag notwendig, ohne Wenn und Aber. Dies ist die mit Abstand effektivste Maßnahme, mit der Sie über die gesamte Fastenzeit hinweg im Wohlbefinden und in der Leichtigkeit bleiben.

Auch Ihre Seele fastet mit

Das Heilen des Körpers und das »Heilen der Seele« sind untrennbar miteinander verbunden. Schon vor langer Zeit erkannten die Menschen, dass das Fasten nicht nur Krankheiten des Körpers beseitigen kann, sondern auch heilsam für den »inneren Menschen« ist. Allein die durch das Fasten frei werdende Energie führt schon zu einer deutlichen Steigerung des Lebensgefühls. Nach dem Fasten gelingt vieles einfach leichter.

Reset 3: So gelingt das 30-Tage-Programm

Hier kommt die Schritt-für-Schritt-Anleitung zum großen Wunder-leicht-Heilfasten-Programm. So können Sie Ihren Stoffwechsel-Neustart schon bald bei sich zu Hause umsetzen.

Dieser 30-tägige Reset besteht aus zwei Entlastungstagen, einer Woche Intensiv-Heilfasten und einer dreiwöchigen Aufbauphase. Dies ist der Zeitrahmen, den Ihr Körper braucht, um das zu vollbringen, was Sie sich von ihm wünschen.

Zur besseren Übersicht haben wir unsere Kur in drei Phasen unterteilt:

- Phase 1 – die Entlastungphase (2 Tage)
Hier legen Sie bereits den Grundstein für ein erfolgreiches Gelingen Ihrer Kur. Zwei Tage mit leichter, basen- und ballaststoffreicher Ernährung entlasten Ihren Stoffwechsel und regen den Verdauungsapparat an.

- Phase 2 – die Intensivfastenzeit (7 Tage)
Wenn Sie noch nie gefastet haben, ist eine Woche Intensivfasten mit frischen Säften, Gemüsebrühen und Tees ein idealer Zeitrahmen. Haben Sie schon Fastenerfahrung, kann die Dauer auch länger sein.

- Phase 3 – die Aufbauwochen (21 Tage)
Diese strukturierte Aufbauphase ist eine weiterführende Ernährungstherapie in sich. Sie nehmen dabei die positiven Veränderungen mit und sichern sich den nachhaltigen Erfolg.

Ganz gleich, wie Sie dieses Programm absolvieren, als intensiv begleitete Kur bei uns in der Praxis Wunder, mithilfe des Buches, das Sie hier in Händen halten, oder in Form unseres Online-Coachings – die Methode ist in allen Fällen dieselbe. Sie ist entstanden aus der Arbeit mit Tausenden von Heilfastenden.

Das richtige Mindset zuerst

Unser gesundheitlicher Zustand ist zu 75 % das Resultat unserer Lebensentscheidungen und nur zu 25 % Schicksal. Wenn Sie also mit Ihrer derzeitigen Situation nicht zufrieden sind und zukünftig etwas anders haben wollen, dann müssen Sie ab sofort auch etwas anders machen, also auch neue Entscheidungen treffen. Nur so kommen Sie zu einem besseren Ergebnis.

Wir haben bis hierher unser Bestes gegeben, um Ihnen die Entscheidung für den Fasten-Reset so leicht wie möglich zu machen. Zu Beginn des Buches haben Sie sich vielleicht noch die Frage gestellt: »Warum sollte ich eigentlich fasten?« Inzwischen hat sich diese Frage, wie wir hoffen, vielleicht schon gewandelt in: »Warum sollte ich denn eigentlich nicht fasten?«

Aus der langjährigen Praxiserfahrung heraus wissen wir, dass sich immer ein Grund dafür finden lässt, warum eine Heilfastenkur zum jetzigen Zeitpunkt gerade nicht so gut passt. Spüren Sie in sich diese tiefe Entschlossenheit? Dann geht es jetzt nur noch darum, ein paar Dinge zu besorgen, um schon bald loslegen zu können!

Vitale Fastenverpflegung

Zuallererst: Der große Wunderleicht-Reset ist keine »Null-Diät«. Unser Ziel ist es, dass Sie sich auch während der Kur stark und leistungsfähig fühlen. Sie können also durchaus Ihrer Arbeit nachgehen und auch Ihren gewohnten Sport betreiben. Dafür benötigen Sie eine Energiezufuhr, die hoch genug ist, um Sie fit zu halten, und dennoch niedrig genug, um Sie nicht aus dem Fastenmodus herauszubringen. Die ideale Lösung für diese Anforderungen ist eine Kurverpflegung mit frischen Gemüse- und Obstsäften und Gemüsebrühen. Damit bleiben Sie unter der täglichen Höchstmenge von 500 kcal und erfüllen darüber hinaus auch noch zwei weitere essenzielle Kriterien des Heilfastens: Mit wertvollen Inhaltsstoffen helfen die Säfte, Vitalstoffdefizite auszugleichen, und sorgen dennoch für die nötige Entlastung Ihres Verdauungsapparates.

Fastensäfte: Vitalstoffe pur

Warum verwenden wir gerade Gemüse- und Obstsäfte? Pflanzen haben die einzigartige Fähigkeit, Mineralstoffe und Spurenelemente aus dem Boden zu lösen und diese für uns Menschen überhaupt erst bioverfügbar zu machen. Darüber hinaus sind sie auch noch in der Lage, für uns lebenswichtige Stoffe wie Vitamine, Aminosäuren, natürliche Zucker, Antioxidanzien, sekundäre Pflanzenstoffe etc. zu produzieren. Noch dazu in einer für uns angenehmen und köstlichen Form. Wir erschließen uns mit Pflanzensäften die vitalsten Nährstoffe überhaupt und können auf diese Weise trotz Nicht-Essens ein tiefes Gefühl der Zufriedenheit und Sattheit erreichen.

Um den eben beschriebenen Effekt auch wirklich in diesem Ausmaß zu erzielen, verwenden wir schonend gepresste Rohkostsäfte. Also frische Säfte, die zu keinem Zeitpunkt über 42 °C erhitzt werden. Es macht einen enormen Unterschied, wenn wir bei der Wahl der Fastenverpflegung auf die Qualität achten. Das Wenige, das wir zu uns nehmen, soll so hochwertig und leicht verdaulich wie möglich sein. Smoothies sind übrigens nicht fastentauglich. Denn anders als reine Säfte enthalten sie noch sämtliche Faserstoffe und sorgen daher nicht für die zum Heilfasten notwendige Entlastung des Darmes!

Eine dritte entscheidende Regel bei der Zusammensetzung Ihrer Fastensäfte: Der Gemüseanteil muss immer höher als der Obstanteil sein. Dieser sollte mehr als die Hälfte, besser noch zwei Drittel betragen. Ist nämlich zu viel Obst im Saft enthalten, laufen Sie Gefahr, aus dem Fastenstoffwechsel zu kippen oder erst gar nicht hineinzukommen. Hunger ist dann die Folge – und dieser gehört eben nicht zum Heilfasten.

Geeignetes Gemüse Chicorée, Endivie, Feldsalat, Fenchel, Gelbwurz (Kurkuma), Grünkohl, Gurken, Ingwer, Karotten, Kopfsalat, Mangold, Okra, Pastinaken, Petersilie und Petersilienwurzel, Radicchio, Rote Bete, Schwarzwurzeln, Sellerie (Stange oder Knolle), Spinat, Topinambur, Wirsing, Zucchini.

Geeignetes Obst Ananas, Äpfel, Beeren aller Art, Birnen, Granatapfel, Grapefruits, Kiwi, Mandarinen, Melone, Nektarinen, Orangen, Pflaumen, Pfirsiche, Pomelo, Trauben, Zitronen.

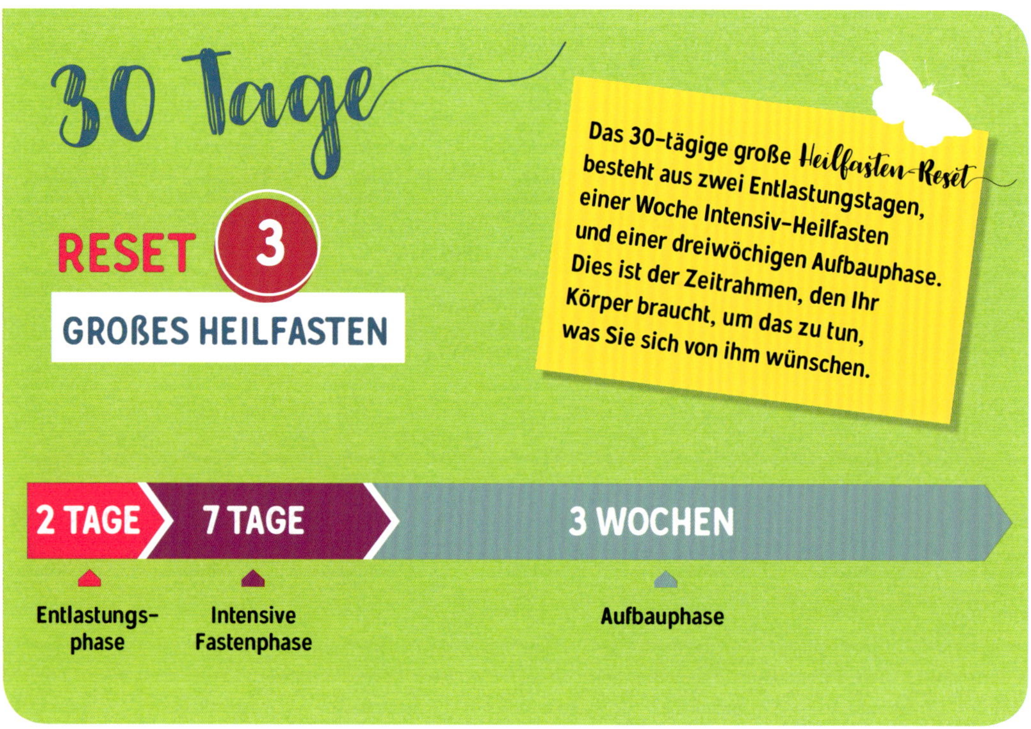
30 Tage
RESET 3
GROẞES HEILFASTEN
Das 30-tägige große Heilfasten-Reset besteht aus zwei Entlastungstagen, einer Woche Intensiv-Heilfasten und einer dreiwöchigen Aufbauphase. Dies ist der Zeitrahmen, den Ihr Körper braucht, um das zu tun, was Sie sich von ihm wünschen.
2 TAGE
7 TAGE
3 WOCHEN
Entlastungsphase
Intensive Fastenphase
Aufbauphase

Geeignete und bewährte Wildkräuter: Borretsch, Brennnessel, Frauenmantel, Gänseblümchen, Giersch, diverse Gräser, Hagebutte, Lindenblätter, Löwenzahn, Malvenblätter, Spitzwegerich, Sauerampfer, Vogelmiere.

Ungeeignet sind Avocados, Bananen und sehr reife Früchte, da sie das Sieb des Entsafters schnell verstopfen.

Zur besseren Verträglichkeit sollten Ihre Fastensäfte eher einfach in der Zusammensetzung sein, also nicht zu viele verschiedene Sorten enthalten. Der durchschnittliche Saftbedarf eines Fastenden liegt bei 500–700 ml pro Tag. Mehr als 1 Liter Gemüse-Obst-Saft sollte nicht getrunken werden. Für den Fall, dass Sie Ihre Säfte selbst pressen möchten, teilen wir hier unsere drei bewährtesten Saftrezepte mit Ihnen (jeweils für 500 ml fertigen Fastensaft).

Wenn Ihnen das Selbstpressen zu aufwendig ist, können Sie hochwertige, fastentaugliche Säfte natürlich auch kaufen. Falls Sie einen Bioladen in Ihrer Nähe haben, der frische Säfte presst, bestellen Sie dort einfach nach unseren Rezepturen. Sollte dies nicht möglich sein, dann finden Sie auch noch einen Link mit unserer Empfehlung zur Online-Bestellung in unserem Online-Bonus zum Buch unter www.wunderleicht.link/resetbonus.

Falls Sie von Fructosesensitivität oder Histaminintoleranz betroffen sind, stellen wir Ihnen in unserem Online-Bonus zum Buch unter www.wunderleicht.link/resetbonus erweiterte kostenlose Infos zur Verfügung. Die zusätzlichen Unterlagen helfen Ihnen dabei, bei der Wahl von Gemüse und Obst die für Sie richtigen Entscheidungen zu treffen.

Unsere Helden

Clara mag keine Rote Bete

» Bei Gemüse bin ich ziemlich heikel, Rote Bete mag ich gar nicht. Und viel Obst vertrage ich wegen der Fructose nicht«, meint Clara beim Vorgespräch. »Wie sieht es denn mit Sellerie aus?«, fragt der Diätologe unbeirrt. Clara freut sich, »Ja, den liebe ich und vertrage ihn auch gut.«

»Das klingt gut, dann machen wir es doch so: Fasten Sie vorerst einmal mit reinem Selleriesaft. Sellerie hat eine ganze Reihe richtig guter Effekte auf den Körper und wird schon seit Jahrhunderten in der Heilmedizin geschätzt. Die Traditionelle Chinesische Medizin (TCM) setzt Selleriesaft gegen Bluthochdruck ein. Im Ayurveda wird Sellerie bei Verdauungsstörungen und Demenz empfohlen. Sellerie enthält sehr viele Antioxidanzien und hat eine entzündungshemmende Wirkung. Er enthält auch einiges an Bitterstoffen, die die Leber stärken und besonders viel organisches Natrium, das wirkt zusätzlich entschlackend. Und was gerade in Ihrem Fall besonders wichtig ist, er wirkt schonend auf den Magen. Sollten Sie den Sellerie dann doch nach einigen Tagen überhaben, dann wechseln Sie einfach mit einer anderen, fructosearmen Mischung ab.

Ihre Fastensäfte

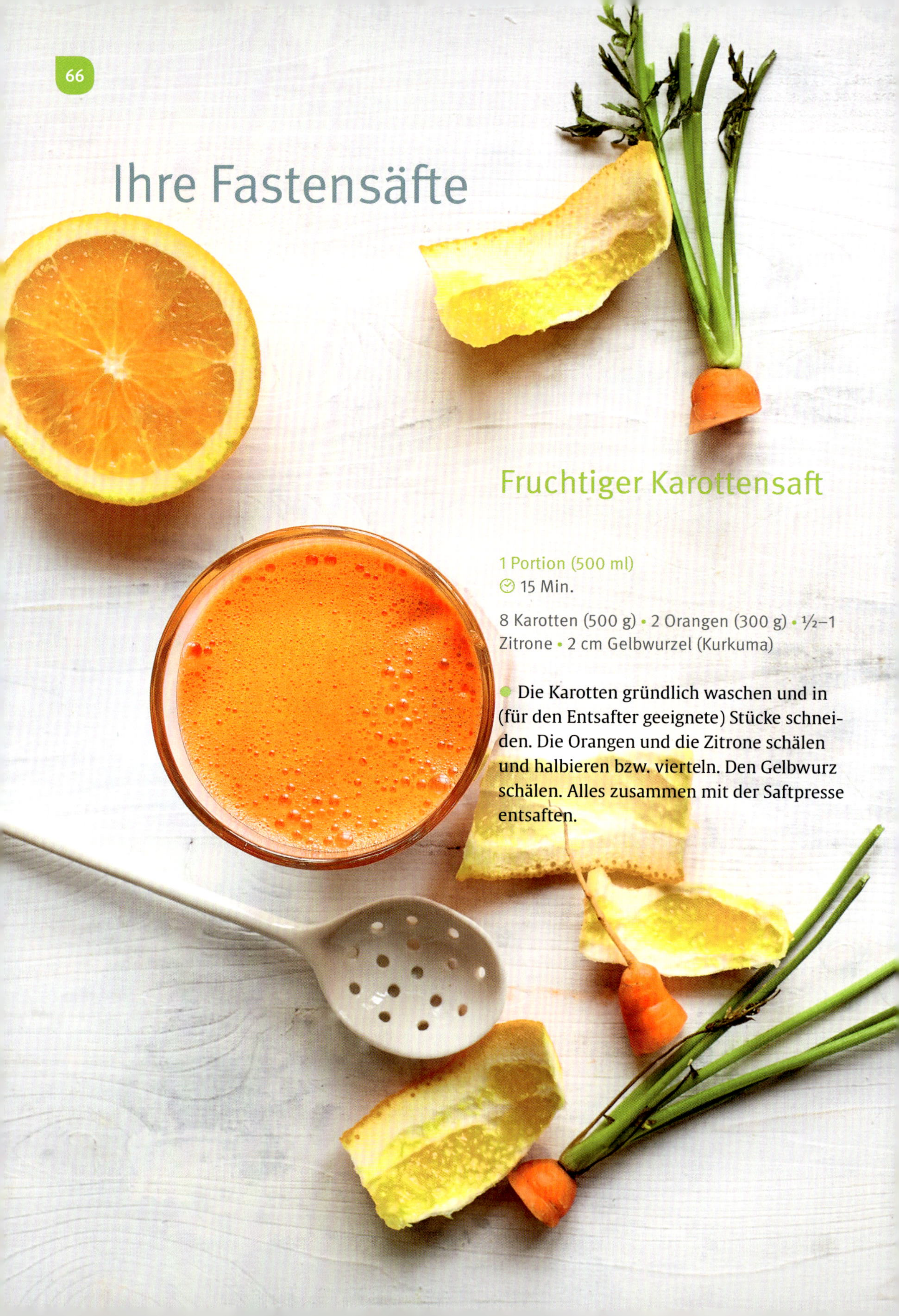

Fruchtiger Karottensaft

1 Portion (500 ml)
15 Min.

8 Karotten (500 g) • 2 Orangen (300 g) • ½–1 Zitrone • 2 cm Gelbwurzel (Kurkuma)

- Die Karotten gründlich waschen und in (für den Entsafter geeignete) Stücke schneiden. Die Orangen und die Zitrone schälen und halbieren bzw. vierteln. Den Gelbwurz schälen. Alles zusammen mit der Saftpresse entsaften.

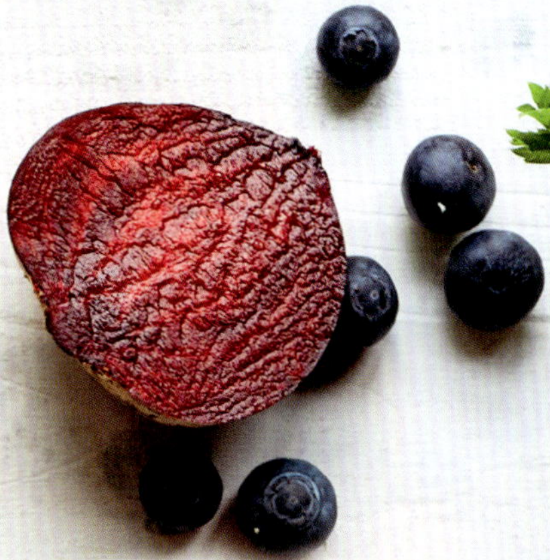

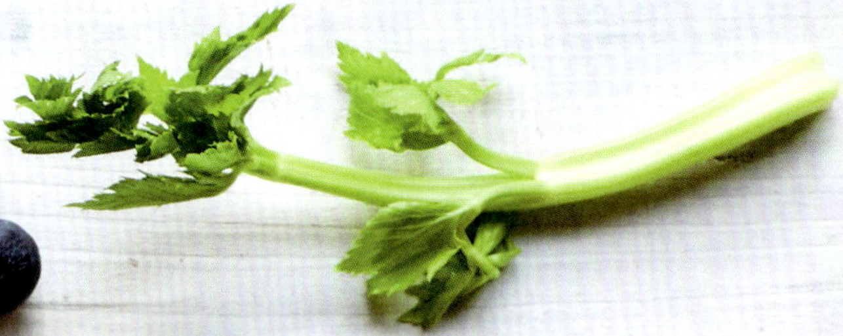

Würziger Rote-Bete-Saft

1 Portion (500 ml)
15 Min.

400 g Rote Bete • 2 Äpfel (240 g) • 100 g Blaubeeren • ½–1 Zitrone • 4 cm Ingwerwurzel

● Rote Bete und Äpfel gründlich waschen und in (für den Entsafter geeignete) Stücke schneiden. Blaubeeren waschen. Die Zitrone schälen und halbieren bzw. vierteln. Den Ingwer schälen. Alles zusammen mit der Saftpresse entsaften.

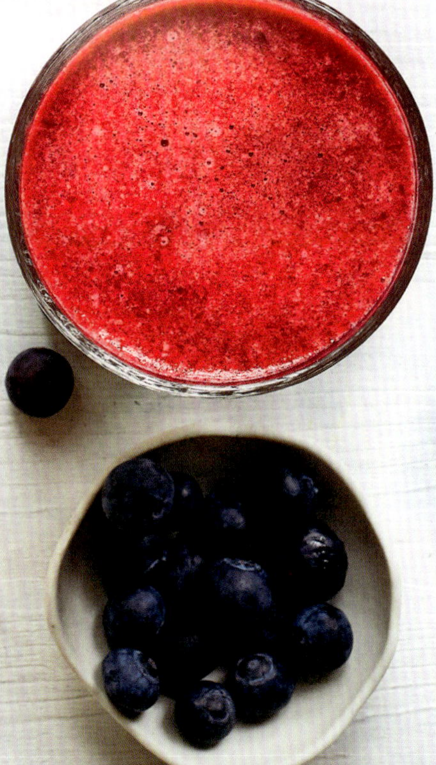

Gemüse-Ananas-Saft

1 Portion (500 ml)
15 Min.

5–6 Selleriestangen (350 g) • ½ Gurke (100 g) • 1 Bund Petersilie oder Minze • ½ Ananas (200 g) • ½–1 Zitrone

● Sellerie, Gurke und Kräuter gründlich waschen. Die Schale der Ananas entfernen. Alle Zutaten in (für den Entsafter geeignete) Stücke schneiden. Die Zitrone schälen und halbieren bzw. vierteln. Alles zusammen mit der Saftpresse entsaften.

Tipp Sie können diese Rezepte selbstverständlich auch Ihren Vorlieben anpassen. Bedenken Sie dabei aber immer: Der Gemüseanteil muss überwiegen!

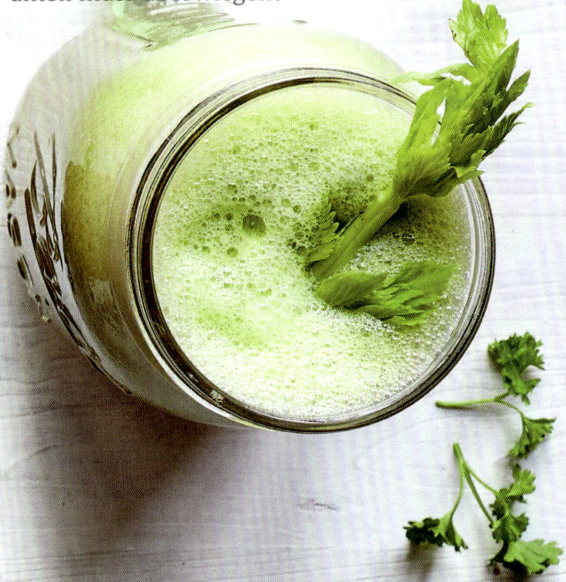

Selbst wenn Sie im Alltag Probleme mit Fructose haben, könnte dies jetzt während der Kur sogar anders sein. Einerseits wird durch die intensive Darmentlastung beim Heilfasten vieles besser vertragen als sonst. Andererseits wirken reine, also von allen Faserstoffen befreite Säfte auf den Verdauungsapparat schonender als faserreiches Obst oder Gemüse.

Ähnliches gilt übrigens auch bei Histaminunverträglichkeit. Zum ›Magenschutz‹ können Sie generell alle Fastensäfte auch vorbeugend mit Wasser verdünnen, das ist gar kein Problem. «

Alexander hat Zweifel, ob die Säfte für ihn ausreichen

» *Schließlich möchte ich doch die ganze Woche weitertrainieren, zumindest leicht!«, gibt Alexander zu bedenken. Der Diätologe kann ihn beruhigen: »Dann nehmen Sie vor und nach dem Training einfach eine Extraportion Saft zur Stärkung zu sich. Bezüglich der Saftmenge haben wir hier ja durchaus Spielraum – solange der Gemüseanteil überwiegt, das ist dabei das Wichtigste. Kalorienzählen ist also nicht notwendig.« Das beruhigt Alexander erst einmal ein wenig – er hat ja Vertrauen in die Fastenleitung. Ein letzter Funke an Besorgnis bleibt allerdings bestehen: »Vorausgesetzt, dass mir die Säfte auch schmecken. Beim Essen und Trinken bin ich von Kindheit an schon immer heikel gewesen.* «

Die tägliche Gemüsebrühe

Die zweite Säule unserer Fastenverpflegung ist die tägliche Gemüsebrühe. Sie sorgt nicht nur für wohlige Wärme im Bauch, sondern stellt Ihrem Organismus auch noch wichtige basenbildende Mineralstoffe zur Verfügung. Es handelt sich dabei um einen Gemüsefond mit einer Kochzeit von 3 bis 4 Stunden. Alle wertvollen Inhaltsstoffe werden auf diese Weise »herausgekocht«. Die festen Bestandteile werden danach abgeseiht. Die fertige Brühe lässt sich gut 2 bis 3 Tage im Kühlschrank aufbewahren.

Wir teilen hier mit Ihnen unsere mittlerweile seit vielen Jahren bewährte Rezeptur. Selbst wenn Sie wenig Kocherfahrung haben, sollte Ihnen die Zubereitung damit gelingen.

Von der Basenbrühe können Sie übrigens so viel zu sich nehmen, wie Sie wollen. Sie enthält so gut wie keine Kalorien. Falls Sie die Basenbrühe nicht selbst kochen möchten, können Sie auch die »Dr. Wunder Basen-Brühe« verwenden. Dies ist eine ultraschnelle, hochwertige Alternative, besonders für Berufstätige. Sie ist ein reines Naturprodukt: vegan, hefe- und glutenfrei, ohne Zusatzstoffe und obendrein auch noch in Rohkostqualität. Gießen Sie einfach 1 TL

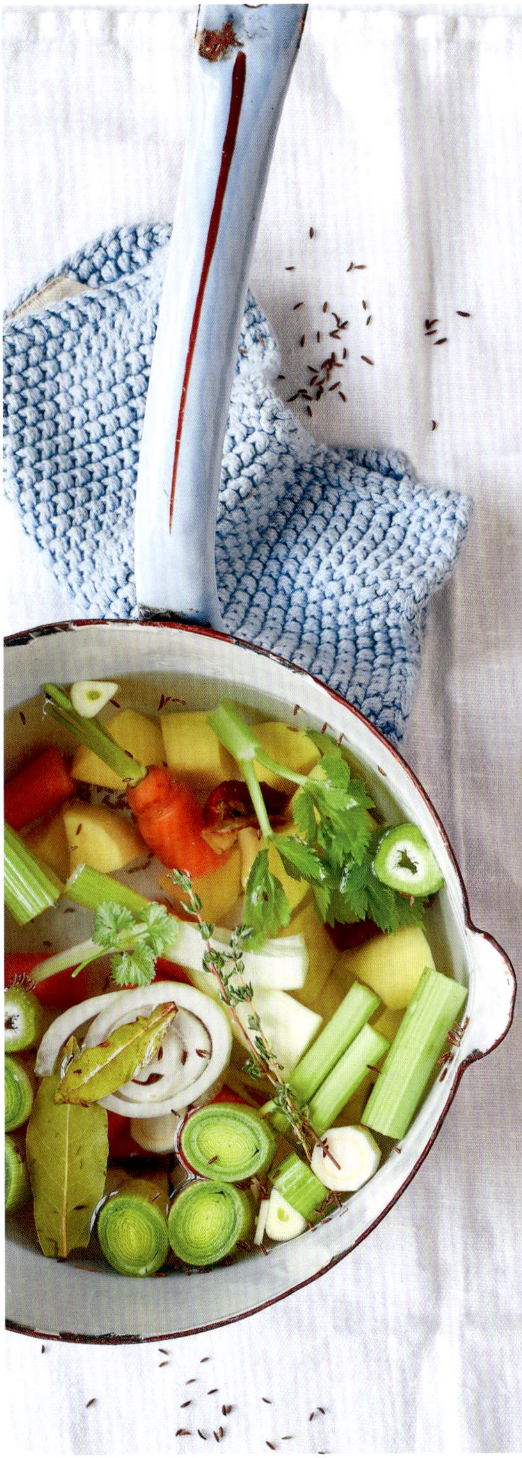

Basenbrühe

4 Portionen
⏲ 30 Min. + mind. 3–4 Std. Kochzeit

4 mittelgroße Karotten • 1 große Stange Lauch • 1 mittelgroße Fenchelknolle • 2 kleine Sellerie (Knolle oder Stange) • 1 Petersilienwurzel • 1 große Zwiebel • 3 mittlere Kartoffeln • nach Belieben auch: 2 getrocknete Tomaten • 2 Knoblauchzehen • 2 Lorbeerblätter • frische oder getrocknete Kräuter (wie Petersilie, Liebstöckel, Wacholder, Kümmel, Thymian, Ingwer)

- Bio-Gemüse waschen bzw. schälen und in ca. 3–5 cm große Stücke schneiden. Alles Gemüse inklusive der Kräuter und Gewürze in einen großen Kochtopf geben und 3 Liter Wasser dazugießen.

- Aufkochen lassen und dann bei reduzierter Hitze zugedeckt 2–3 Stunden leicht köcheln lassen.

- Fertige Brühe durch ein Küchensieb abgießen. Da ein Drittel des Wassers verdunstet ist, sind es jetzt ca. 2 Liter Brühe. Alle wertvollen Mineral- und Geschmacksstoffe sind in der Flüssigkeit enthalten.

Tipp Geben Sie beim Kochen noch kein Salz hinzu. Salzen Sie nachträglich ein wenig, sollten Sie das Bedürfnis danach haben. Basenbrühe ist im Kühlschrank einige Tage gut haltbar. Wir raten deshalb, besser gleich eine größere Menge zuzubereiten.

Wunder-Brühe mit 250 ml heißem Wasser auf, verrühren und 2 Minuten ziehen lassen. Dann abseihen und genießen.

Darmentleerung mittels salinischer Abführmittel

Um es noch einmal klar zu sagen: So gut wie alles, wovon wir unseren Körper reinigen möchten, muss letztlich über den Darm ausgeschieden werden. Ist dieser Hauptkanal »verstopft«, dann haben wir ein Problem, besonders bei einer so intensiven Detox-Kur wie dem Heilfasten. Denn bleibt der Stoffwechselmüll buchstäblich im Darm liegen, kann sich der Körper seiner Problemstoffe nicht entledigen. Das befreite, leichte Gefühl wäre zwar greifbar nahe, bleibt aber dennoch aus. Wir müssen also energisch dafür sorgen, dass die Abfallstoffe »freie Bahn« bekommen.

Im Rahmen der Wunderleicht-Kur verhelfen wir mit einer speziellen Salzlösung dem Darm zu gründlichen und schonenden Entleerungen. Fastenärzte verwenden salinische Abführmittel, weil diese gut verträglich sind und auch so gut wie keinen Einfluss auf das Mikrobiom nehmen. Sie führen nicht zur Gewöhnung und sind sehr einfach individuell dosierbar. Man kann sie also so lange einsetzen, wie man sie braucht. Ihre Wirkung entfaltet sich rein über Osmose, also Wasserbindung. So bleibt der Darminhalt weich und es entsteht mehr Volumen, was dann zu einer gründlichen Ausscheidung führt.

Die klassischen salinischen Abführmittel, die immer schon in den Heilfasten-Traditionen Anwendung fanden, sind Glaubersalz (Natriumsulfat) und Bittersalz (Magnesiumsulfat). Wir haben uns dennoch dazu entschlossen, für unsere Patienten eine noch geeignetere Mischung zu entwickeln. Zum einen werden nämlich Glauber- und Bittersalz aufgrund des enthaltenen Schwefels vereinzelt nicht gut vertragen und können, selten, aber doch, zu Beschwerden führen. Zum anderen stellt die Einnahme dieser beiden Salze für viele schon aufgrund des Geschmacks eine ziemliche Herausforderung dar. Aus diesem Grund haben wir aus der Erfahrung der vergangenen Jahre unser Darmpassagepulver

Warum beim Fasten keine pflanzlichen oder chemischen Abführmittel genommen werden sollten

Auch Abführmittel auf pflanzlicher Basis wirken, ebenso wie pharmazeutische Abführmittel, nicht auf dem osmotischen, sondern über den chemischen Weg. Diese greifen bei Weitem komplexer in den Gesamtorganismus ein und sind entsprechend auch schwieriger zu dosieren als Salzlösungen. Nicht jeder Körper reagiert auf diese Reize gleich stark. Krämpfe und Koliken können die Folge sein. Wir empfehlen deshalb, keine anthrachinonhaltigen Abführmittel wie Sennes, Cassia Fistula, Aloe oder Faulbaum zu verwenden. Da die enthaltenen pflanzlichen Wirkstoffe letztlich doch auch noch über die Leber abgebaut werden müssen, sind sie für die regelmäßige Anwendung bei einer Fasten-Reinigungskur nicht die ideale Wahl.

»Dr. Wunder Hydrocol« entwickelt. Dieses ist geschmacksneutral, sulfatfrei und macht die Darmreinigung zu einer deutlich angenehmeren Erfahrung. Es enthält reichlich für den Körper verfügbares Magnesium, dessen Wirkung den Erfolg Ihrer Kur noch zusätzlich unterstützt.

Zur Info: Sie können als salinische Abführmittel auch die traditionellen Fastenklassiker »Glauber- und Bittersalz« einsetzen. Diese werden allerdings nicht abends, wie das Dr. Wunder Hydrocol eingenommen, sondern morgens nach dem Aufstehen. Es empfiehlt sich, eine höhere Dosierung zu verwenden, als es bei Hydrocol der Fall ist.

Mit Basenpulver die Säureflut abpuffern

Während Ihrer Kur entsteht vorübergehend auch mehr Säure im Körper. Durch den Autophagie-Vorgang (Seite 31), bei dem vermehrt Eiweiß in Form von alten und kaputten Zellen abgebaut wird, bilden sich saure Produkte. Das ist eine natürliche Nebenerscheinung dieses großen Hausputzes. Allerdings kann diese vorübergehende Säureflut unser Wohlbefinden beeinträchtigen. Sogar Hungergefühle können daraus entstehen. Hier können Sie gut gegensteuern, indem Sie bereits vorbeugend Puffer zur Verfügung stellen. Durch die Zufuhr von basenbildenden Mineralstoffverbindungen kann Ihr Körper den erhöhten Bedarf während der Kur gut ausgleichen und Sie bleiben die ganze Zeit über fit und in der Balance.

Welches Basenpulver ist nun geeignet? Wichtig dabei ist, dass es keine unnötigen Füll-, Begleit- oder Geschmacksstoffe beinhaltet. Es sollte nur aus reinen Mineralsalzen bestehen, wobei Natriumbicarbonat den größten Anteil ausmachen sollte.

Für unsere Wunderleicht-Methoden verwenden wir eine spezielle, geschmacksneutrale Basenpulvermischung. »Dr. Wunder Base-5« enthält fünf für den Körper wichtige, basenbildende Mineralsalze und ist daher als Rüstzeug für die Anforderungen bei einer Heilfastenkur ideal. Diese wird Ihnen in der Intensivphase den Fastenalltag enorm erleichtern und kommt auch in der Aufbauphase weiter zum Einsatz.

Heiltees helfen

Die richtigen Heilkräuter intensivieren die positiven Effekte beim Heilfasten. Sie beschleunigen die Entgiftung, sorgen für wohltuenden basischen Ausgleich und halten den Kreislauf stabil. Wir haben dazu im Laufe der Jahre Rezepturen entwickelt, die all diese Funktionen optimal fördern.

Die am stärksten geforderten Entgiftungsorgane während des Fastens sind Leber und Nieren. Ein gut gewählter Lebertee kräftigt und aktiviert mit seinen Bitterstoffen Ihre Leberfunktion – ein beim großen Reinigen hochwillkommener Effekt. Die harntreibenden Kräuter im Nierentee sorgen für guten Durchfluss und regen die Ausleitung von harnpflichtigen Stoffen an. Beide Tees verstärken die Reinigungs- und Ausscheidungskapazität Ihres Körpers und sind daher während Ihrer Kur extrem hilfreich.

Basentees können Sie über den gesamten Reset hinweg einsetzen. Bereits während der Entlastungstage zum vorbereitenden Basenausgleich oder als Tee für zwischendurch.

Beim Intensivfasten und auch später in der Aufbauphase zur Stabilisierung der Säure-Basen-Balance.

Sollten Sie zu niedrigem Blutdruck neigen, empfehlen wir Ihnen, aktivierende Kräutertees parat zu haben, wie Grüntee, Matcha oder auch Mate-Tee. Diese beleben nicht nur Ihre Kräfte, sondern auch die Sinne!

Der angenehme Leberwickel

Der Leberwickel ist eine so angenehme Maßnahme, dass viele unserer Patienten ihn sogar über die Kur hinaus als gelegentliche Wellnessanwendung beibehalten. Wir machen uns dabei eine besondere Eigenschaft der Leber zunutze: Mit höherer Temperatur verstärkt sich deren Leistungskapazität. Ist unsere Körpertemperatur nur ein Grad höher als normal, kann dies die Leberleistung um bis zu 50% steigern. Beim Leberwickel erzeugen wir deshalb eine örtliche Wärmeeinwirkung im Bereich der Leber und bringen sie damit kräftig auf Touren. Für den Leberwickel benötigen Sie lediglich eine Wärmflasche, ein Baumwolltuch und ein geeignetes Basensalz, wie Dr. Wunder Base-5 oder Basen-Salzbad.

Die Leberwickel-Siesta

Von uns wärmstens empfohlen! Wir sorgen also für einen bewussten lokalen Wärmestau, um die Leber noch zusätzlich zu aktivieren. Wenden Sie den Leberwickel am besten zwischen 13 und 15 Uhr an, direkt nach dem Trinken Ihres Lebertees. Sie benötigen dafür etwa 20–30 Minuten Zeit. Sollte dies nicht möglich sein, verschieben Sie Ihre Leber-Siesta auf einen für Sie passenden Zeitpunkt, z.B. abends nach der Arbeit. Der wohltuende Effekt wird auch dann deutlich spürbar sein. Sie könnten auch abends mit dem Leberwickel zu Bett zu gehen. Die tief entspannende Wärme über der Leber führt Sie leichter in einen erholsamen Schlaf.

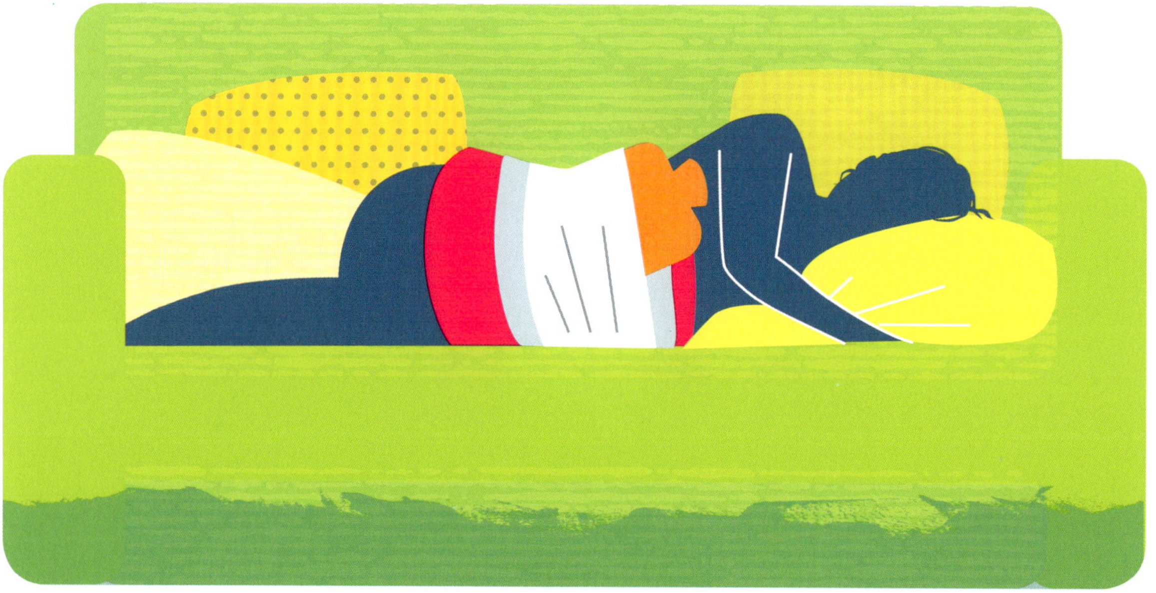

Schritt-für-Schritt-Anleitung für den Leberwickel

- Füllen Sie eine Wärmflasche flach mit heißem Wasser.
- Lösen Sie 1 TL Basenpulver in einem halben ½ Liter heißem Wasser auf.
- Tauchen Sie nun ein Baumwoll- oder Leinentuch in das Wasser ein. Wringen Sie es leicht aus und falten Sie es zu einem etwa 20 × 20-cm-Viereck.
- Platzieren Sie das feuchtwarme Tuch über dem Bereich Ihrer Leber (rechte Körperseite, untere Hälfte der Rippen).
- Legen Sie ein trockenes Handtuch darüber.
- Die Wärmflasche kommt jetzt über das Handtuch. Vorsicht: Vermeiden Sie dabei direkten Kontakt der Bauchhaut mit der Wärmflasche – Verbrühungsgefahr!
- Jetzt noch den Wickel mit einem Baumwolltuch oder einem eng anliegenden Baumwollshirt fixieren.
- Ruhen Sie nun, auf der linken Körperseite liegend, für mindestens 20 Minuten. Es darf auch ein wenig mehr sein.

Kein Fasten ohne Einlauf

Viele Menschen fühlen sich anfangs unwohl bei dem Gedanken, einen Einlauf durchzuführen. Doch nach dem Ausprobieren sind die allermeisten positiv überrascht, wie einfach und angenehm diese Maßnahme ist. Als erfahrene Fastenleiter wissen wir, dass ein nicht ausreichend entleerter Dickdarm der Hauptgrund für aufkommende Beschwerden in der Intensivphase ist. Für einen krisenfreien Fasten-Reset ist die gründliche Darmreinigung daher absolut essenziell.

Der Einlauf als Heilmittel ist ja überhaupt nichts Neues – in fast allen Kulturen ist er seit jeher als wirksame Technik beim Kurieren verschiedenster Beschwerden bekannt. Bis vor wenigen Jahrzehnten war der sogenannte hohe Einlauf eine Standardmethode in unseren Krankenhäusern.

Trotzdem gibt es da immer noch das Gerücht, dass Wassereinläufe die Darmflora negativ beeinflussen und gute Keime »herauswaschen« würden. Dieser Mythos ist mittlerweile längst durch wissenschaftliche Studien widerlegt. Tatsächlich ist oft das Gegenteil der Fall: Durch das Spülen des Dickdarms klärt sich das Darmmilieu und bildet somit die ideale Grundlage für die Durchführung einer Darmsanierung zum Wiederaufbau einer gesunden Bakterienvielfalt.

Wie der Einlauf spielend gelingt

- Füllen Sie den Einlaufbehälter mit körperwarmem Wasser.
- Um die Restluft aus dem Schlauch zu lassen, drehen Sie jetzt den kleinen Hahn kurz auf und lassen Sie so lange Flüssigkeit auslaufen, bis keine Luftblasen mehr im Schlauch sind.
- Stecken Sie die Einlaufhilfe (30–40 cm) auf das Einlaufrohr und fetten Sie diese mit etwas Öl oder Creme ein, um eine bessere Gleitfähigkeit beim Einführen zu erreichen. (Tipp: Zum leichteren Zusammensetzen des Einlaufgeräts können Sie den Schlauch vorher in einem Wasserbad erwärmen. Dadurch wird der Gummi weich und die Schlauchenden lassen sich einfach auf die vorgesehenen Anschlussstücke stecken.)
- Stellen bzw. hängen Sie das gefüllte Einlaufgefäß an einen erhöhten Ort (Waschtisch, Stuhl, Türklinke, Handtuchhaken o. Ä.).
- Legen Sie sich nun entspannt auf den Rücken oder auf die Seite. Sie können auch in Knie-Ellenbogen-Lage gehen, wenn Ihnen

das leichter fällt. Finden Sie einfach für sich heraus, was Ihnen am angenehmsten ist.

- Schieben Sie jetzt die Einlaufhilfe in den Darmausgang, so weit es Ihnen möglich ist (das Plastikröhrchen mit dem Drehventil bleibt jedenfalls noch außen liegen), und drehen Sie den kleinen Hahn wieder auf.
- Lassen Sie nun so viel Flüssigkeit einlaufen, wie es sich für Sie gerade noch okay anfühlt.
- Schließen Sie jetzt den Hahn wieder. Erst danach entfernen Sie die Einlaufhilfe.
- Während das Wasser einwirkt, können Sie den Effekt unterstützen, indem Sie Ihren Bauch sanft massieren: am besten zuerst gegen, dann im Uhrzeigersinn.
- Nach einigen Minuten entleeren Sie die Flüssigkeit samt gelöstem Darminhalt auf der Toilette.

Wie viel Flüssigkeit man einlaufen lassen kann, hängt von mehreren Faktoren ab. Ein verkrampfter oder verstopfter Darm nimmt zunächst eher wenig Flüssigkeit auf, sodass sich eventuell schon nach ganz kurzer Zeit ein großer Druck aufbaut. Das ist normal und kein Grund zur Sorge.

In diesem Fall entfernen Sie den Einlaufschlauch einfach (Achtung: immer vorher den Ventilhahn schließen!) und gehen zur Toilette, um Ihren Darm zu entleeren. Danach starten Sie einfach einen neuen Durchgang.

Meist kann dann schon deutlich mehr Flüssigkeit in den Darm geleitet werden. Versuchen Sie beim zweiten Durchgang, nicht sofort beim ersten Druck auf die Toilette zu gehen, sondern warten Sie zwei bis drei Peristaltik-Schübe (Gefühl eines Stuhldrangs) ab, bevor Sie zur Entleerung eilen.

Speziell anfangs sind oft mehrere Einlaufdurchgänge empfehlenswert und erforderlich. Mehr als drei Durchgänge verbessern das Ergebnis erfahrungsgemäß jedoch nicht mehr.

Für Fortgeschrittene: Leberreinigung inklusive

Heilfasten und Leberreinigung sind ein richtig gutes Paar – die positiven Effekte ergänzen sich perfekt in ihrer Wirkung. Warum also nicht beide Methoden im Rahmen Ihres großen Heilfasten-Resets kombinieren? Die Leberreinigung fällt den meisten auf diese Weise sogar leichter als sonst. Sie werden staunen, wie viel mehr sich in nur einer Woche auf diese Weise verändern kann.

Integriert in den große Heilfasten-Reset empfehlen wir für die Leberreinigung in der Regel den 4. oder 5. Fastentag. Danach setzen Sie Ihr Fastenprogramm einfach weiter fort. Wir empfehlen Ihnen die Kombination allerdings nur dann, wenn Sie schon Erfahrung mit dem Fastenprozess haben.

Über die Wunderleicht-Leberreinigung haben wir ein eigenes Buch verfasst, das den gesamten Prozess im Detail anleitet. Die im Buch enthaltenen Rezepte bereichern später auch noch zusätzlich die Vielfalt in Ihrer Aufbauphase.

Optional: Schwermetallausleitung

Schwermetalle werden bevorzugt in Leber, Nieren, Gehirn, Binde- und Nervengewebe eingelagert und sollten als Ursache von Krankheitssymptomen immer mitberücksichtigt werden. Sie können die Ausscheidung von Schwermetallen auch während des Heilfasten-Resets mit einfachen Mitteln wie zum Beispiel Klinoptilolith-Zeolith bzw. Bentonit oder Chlorella-Alge unterstützen. Besteht eine gravierende Belastung, empfehlen wir Ihnen ergänzend eine medizinisch begleitete Ausleitungstherapie wie wir sie auch in unserer Praxis durchführen.

Optional: Leberstärkung

Einige pflanzliche Wirkstoffe können nur über Auszüge extrahiert werden, um ihre volle Wirkung zu entfalten. Deshalb setzen wir gerne ergänzend zum leberstärkenden Hepy-Tee auch noch eine klassische Lebertinktur ein. Wenn Sie die Entgiftung und Stärkung Ihrer Leber besonders intensiv anregen möchten, verwenden Sie am besten beides in Kombination. Nehmen Sie dann zusätzlich dreimal täglich jeweils 25–30 Tropfen »Dr. Wunder Hepy-Bitter« pur oder in einem Glas Wasser ein.

Clara

Sie besorgt sich alles, was sie für den großen Heilfasten-Reset braucht

» Da bleibt ja sogar noch etwas an Geld übrig, wenn ich alle Café- und Restaurantbesuche abziehe, die ich mir in der Zeit spare«, scherzt Clara. »Das ist ja gar nicht so viel, was ich für das Heilfasten benötige. Ein geeignetes Basenpulver und Einlaufgerät habe ich noch zu Hause und den Rest bestelle ich gleich online. Säfte und Gemüsebrühe bereite ich mir selbst zu. Den Entsafter leihe ich mir von meiner Schwester, die hatte mal einen gekauft.«

Ihr gefällt obendrein der Gedanke, dass sie sämtliche Besorgungen in wenigen Minuten von zu Hause aus einfach online erledigen kann. »Die Zeit, die ich bräuchte, um mir das alles in der Stadt zu besorgen, kann ich besser nützen!« Auch die Einlaufhilfen bestellt sie sich noch mit. Sie will unbedingt ausprobieren, ob ihre Einläufe damit tatsächlich komfortabler und wirksamer werden, wie Lulit und Mabon Wunder in den Schulungsvideos sagen, zu denen sie gleich Zugriff bekommen hat. «

Reset 3: Ihre Schritt-für-Schritt-Anleitung

Nun beschreiben wir, wie die 30 Tage Ihres Heilfasten-Resets konkret gestaltet werden, damit Sie dieses Programm leicht, befreit und voller Energie erleben können.

Zur Erinnerung hier noch einmal kurz die drei Phasen:

Phase 1 – Die Entlastungtage (2 Tage): Um möglichst sanft ins Heilfasten überzugleiten, empfehlen wir Ihnen, mindestens zwei Tage vorher mit einer moderaten Entlastung Ihres Verdauungsapparats zu beginnen.

Phase 2 – Die Intensivfastenzeit (7 Tage): Der große »Hausputz« beginnt. In dieser Zeit nehmen Sie nur frische Säfte, Gemüsebrühe und Tees zu sich.

Phase 3 – Die Aufbauwochen (21 Tage): Diese Phase ist ebenso wichtig wie die eigentliche Fastenphase. Es handelt sich um eine echte Ernährungstherapie.

Tag 1 und 2 sind Entlastungstage

Durch die Einhaltung folgender Regeln, erleichtern Sie Ihrem Körper die Umstellung in den Fastenstoffwechsel erheblich:

- Trinken Sie mindestens 2 Liter Flüssigkeit täglich (Wasser oder Kräutertees).
- Essen Sie weniger tierisches Eiweiß (Fleisch, Fisch, Eier, Milch und Milchprodukte wie Joghurt, Quark, Käse). Bevorzugen Sie vitalstoffreiche, pflanzliche Kost. Diese ist bekömmlicher und liefert Ihnen darüber hinaus reichlich Ballaststoffe.
- Vermeiden Sie hoch verarbeitete Lebensmittel wie Fertigprodukte, Fast Food und auch Süßigkeiten aus raffiniertem Zucker.
- Reduzieren Sie energisch Alkohol und Kaffee.
- Entlasten Sie Ihren Verdauungsapparat auch mengenmäßig. Idealerweise gestalten Sie das Abendessen sehr leicht. Oder noch besser, lassen Sie es auch schon einmal ausfallen.

Es geht bei den Entlastungstagen aber nicht darum, so wenig wie möglich zu essen. Sie sollten Ihren Körper keinesfalls in einen »Hungermodus« bringen. Die Zielsetzung ist lediglich, in diesen zwei Tagen bereits leichter zu essen als gewohnt. Köstliche Rezepte für diese Zeit finden Sie im Rezeptteil des Buches.

Im Einnahme-Schema sehen Sie auf einen Blick, was an den einzelnen Tagen zu welchem Zeitpunkt zu tun ist.

So könnten Ihre Entlastungstage aussehen

8 Uhr: Frühstück Ein Müsli oder ein warmer Morgenbrei sind hier bestens geeignet. Wählen Sie dazu eine der Frühstücksvarianten aus dem Rezeptteil.

- Vorschlag für Tag 1: Wohltuender Hafer-Porridge
- Vorschlag für Tag 2: Ananas-Kokos-Hirsebrei

RESET 3 GROẞES HEILFASTEN

2 TAGE: ENTLASTUNGSPHASE

	Morgen	Vormittag	Mittag	Nachmittag	Abend
Basenkost	✓		✓		✓
Basenpulver		1 TL			1 TL
Abführsalz					1 TL

letzter Entlastungstag: 3TL

Sollte diese Art Frühstück bereits zu Ihrem Alltag gehören, könnten Sie vielleicht mit frisch gepressten Obst- und Gemüsesäften oder grünen Smoothies noch für eine zusätzliche Entlastung sorgen.

11 Uhr: Basenpulver trinken 1 TL Basenpulver wie z. B. »Dr. Wunder Base-5« in 250 ml Wasser aufgelöst trinken (wichtig: etwa 2 Stunden Abstand vom Frühstück und 1 Stunde vor dem Mittagessen).

13 Uhr: Mittagessen Wählen Sie ein Mittagsgericht aus dem Rezeptteil.

- Vorschlag für Tag 1: Spicy Kichererbsen-Curry mit Basmatireis
- Vorschlag für Tag 2: Express-Genuss-Eintopf

Oder wenden Sie die entlastende Qualität unserer Rezepte auf Ihre eigenen Gerichte an: Gemüse aller Art, schonend gegart, mit Kartoffeln oder einer Getreidebeilage. Fleisch ersetzen Sie am besten durch Ei, Tofu oder Hülsenfrüchte (sofern Sie diese gut vertragen).

18 Uhr: Abendessen Ideal für den Abend: eine Gemüsesuppe oder auch gedünstetes Gemüse.

- Vorschlag für Tag 1: Schnelle Zucchini-Suppe
- Vorschlag für Tag 2: Feines Brokkoli-Süppchen

Sollten Sie kaum Hunger haben, dann lassen Sie das Abendessen einfach ausfallen oder nehmen eine Basenbrühe zu sich.

21 Uhr: Basenpulver 1 TL Basenpulver wie »Dr. Wunder Base-5« in 250 ml Wasser auflösen und mit mindestens 2 Stunden Abstand zum Abendessen trinken.

22 Uhr: Salinisches Abführmittel einnehmen
1 TL Dr. Wunder Hydrocol in 250 ml Wasser auflösen und kurz vor dem Schlafengehen trinken.

Unsere Helden entlasten

Clara denkt: »Das ging ja leicht«

Während sie genüsslich ihre Basenbrühe löffelt. Es ist Freitagabend und heute ist schon ihr letzter Entlastungsabend. Dinner-Cancelling kennt Clara ja schon vom Intervallfasten und hat sich daher schon daran gewöhnt. Durch den täglichen Basenausgleich und das Darmpassagepulver nimmt sie jetzt schon eine erste Verbesserung wahr.

Nur auf ihren »lebensnotwendigen« Kaffee konnte sie bisher noch nicht so richtig verzichten. Da hatte sie schwer mit ihrem inneren Einflüsterer zu kämpfen, der ihr ständig Sätze wie »jetzt musst du dann ohnehin so lange darauf verzichten«, und »die eine Tasse kann doch nicht so schlimm sein, sonst trinkst du ja sogar zwei um diese Zeit«, oder auch »es ist doch gar nicht erwiesen, dass Kaffee beim Fasten wirklich schadet, manche sagen ja, es ist durchaus okay«, zuraunte.

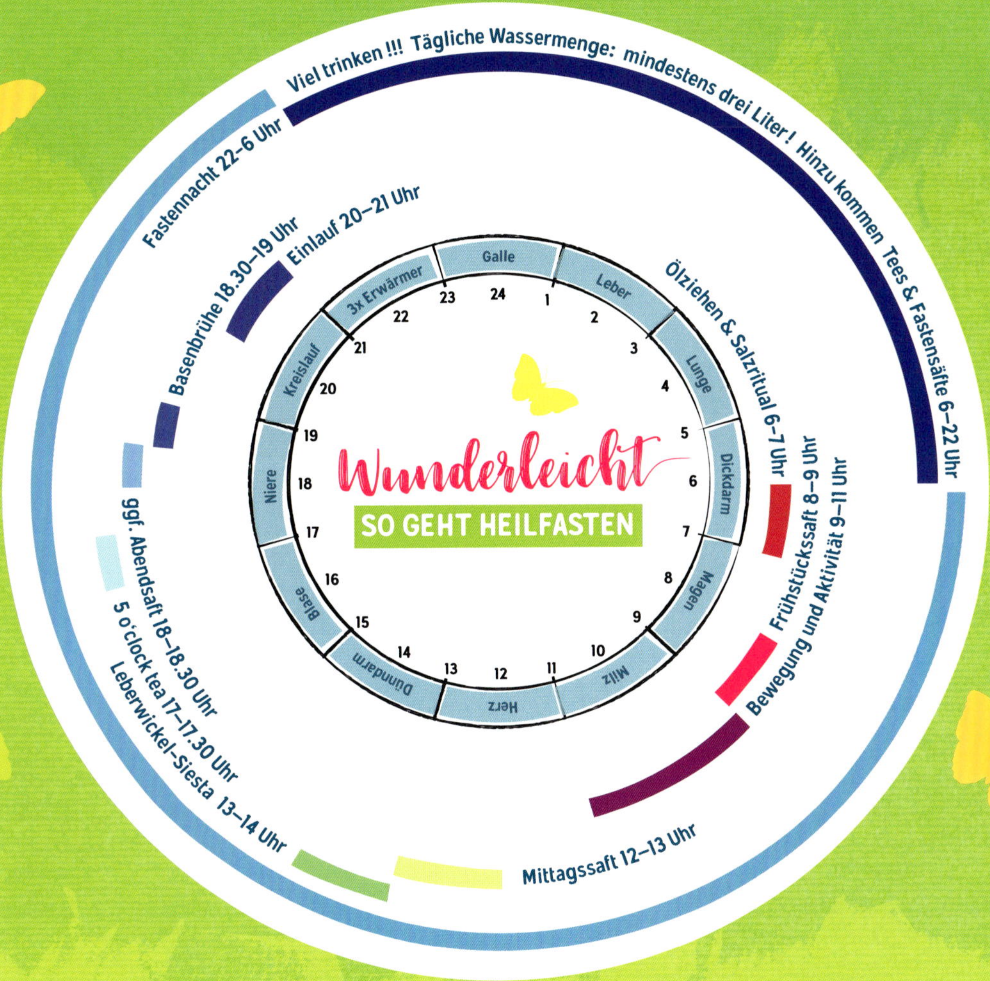
Wunderleicht
SO GEHT HEILFASTEN
Viel trinken !!! Tägliche Wassermenge: mindestens drei Liter! Hinzu kommen Tees & Fastensäfte 6–22 Uhr
Ölziehen & Salzritual 6–7 Uhr
Frühstückssaft 8–9 Uhr
Bewegung und Aktivität 9–11 Uhr
Mittagssaft 12–13 Uhr
Leberwickel-Siesta 13–14 Uhr
5 o'clock tea 17–17.30 Uhr
ggf. Abendsaft 18–18.30 Uhr
Basenbrühe 18.30–19 Uhr
Einlauf 20–21 Uhr
Fastennacht 22–6 Uhr
Galle
Leber
Lunge
Dickdarm
Magen
Milz
Herz
Dünndarm
Blase
Niere
Kreislauf
3x Erwärmer
24
1
2
3
4
5
6
7
8
9
10
11
12
13
14
15
16
17
18
19
20
21
22
23

Auch bei Alexander läuft alles super

Auch Alexander hat die Entlastungstage problemlos gemeistert. Die Basenbrühe schmeckt ihm richtig gut. Es ist der Abend des letzten Entlastungstages. Durch den täglichen Basenausgleich und das Darmpassagepulver fühlt er sich irgendwie »leichter als sonst« und das macht ihm richtig gute Laune. »Es kann losgehen, ich bin bereit«, denkt sich Alexander, als er vor dem Schlafengehen die erste Hochdosis Darmpassagepulver mit Wasser trinkt.

Tag 3–9: Ihre intensiven Heilfastentage

Alle Fastentage sind im Ablauf gleich. Haben Sie also erst einmal den Tagesablauf verinnerlicht, müssen Sie in Ihr weiteres Kurprogramm kaum mehr Gedanken investieren. Erfahrungsgemäß läuft ab dem dritten Tag bereits alles wie am Schnürchen. Aus dieser Routine heraus lässt sich dann das Heilfasten problemlos in den Arbeitsalltag integrieren.

Wir haben die verschiedenen Aktivitäten beim großen Wunderleicht-Reset an den natürlichen »Organzeiten« des Körpers ausgerichtet, um eine bestmögliche Synergie zwischen den biologischen Rhythmen des Organismus und den einzelnen Fastenaktivitäten zu erzielen. Sofern es Ihnen möglich ist, orientieren Sie sich an diesem Zeitablauf. Die meisten Programmpunkte lassen sich aber auch zeitlich verschieben.

So könnten Ihre Fastentage aussehen

Am Fastenvorabend: abendliches Salzritual

1 TL Base-5 (oder ein anderes geeignetes Basenpulver) in etwas Wasser gelöst einnehmen. Vor dem Schlafengehen: 1 EL Dr. Wunder Hydrocol in 250–300 ml Wasser gelöst trinken.

6.45 Uhr: Ölziehen Intensive Entgiftungsphasen führen meist auch zu verstärkten Ausscheidungen über Zunge und Schleimhäute. Etwa ab dem dritten Fastentag ist eine stärker belegte Zunge morgens daher ganz normal und sogar ein Indikator für die Intensität der Entgiftung.

Das morgendliche Ölziehen stammt aus der altindischen traditionellen Medizin, dem Ayurveda, und wird seit Jahrtausenden angewandt. Es ist dort ein wichtiger Bestandteil bei allen Reinigungskuren, um Giftstoffe über den Mundraum zu binden und aus dem Körper zu bringen.

Im Ayurveda sind im Laufe der Zeit spezielle Mundöle entwickelt worden, die teilweise auch ätherische Öle enthalten. Solche aromatischen Öle sind sehr wohlschmeckend und wirken oft noch zusätzlich entzündungshemmend und schleimhautstärkend.

Auch außerhalb von Entgiftungskuren sind das Ölziehen und die Zungenreinigung sehr einfache und effektive Maßnahmen in der Körperhygiene. Regelmäßige Anwender berichten, dass sie sich allgemein gesünder fühlen, Halsschmerzen und Zahnfleischpro-

Ihr 10-Minuten-Ayurveda

Für das Ölziehen benötigen Sie:

- 1–2 TL Öl zum Ölziehen (ayurvedisches Mundöl, Sonnenblumenöl, Distelöl, Walnussöl, Kokosöl)
- 1 Zungenschaber (möglichst aus Metall, mit einer guten Kante)

Ölziehen ist morgens Ihr allererster Programmpunkt nach dem Aufstehen. Also noch vor dem Zähneputzen oder Wassertrinken!
Nehmen Sie dazu 1–2 TL Öl in den Mund und bewegen Sie es leicht in der Mundhöhle hin und her. Starten Sie anfangs besser mit einer kleineren Menge Öl, das Volumen nimmt mit der Verweildauer im Mund zu. Nach 5–10 Minuten sollte das Öl eine milchige Konsistenz haben und kann auf ein Papiertuch ausgespuckt und weggeworfen werden. Keinesfalls schlucken! Bitte nicht ins Waschbecken spucken, das könnte zur Verstopfung durch Verseifung führen.
Anschließend verwenden Sie den Zungenschaber, um den gesamten Belag gründlich von der Zunge zu entfernen. Dazu die Zunge herausstrecken, den Schaber so weit hinten wie möglich ansetzen und in einer langen Bahn nach vorne ziehen. Spülen Sie den Zungenreiniger nach jeder Bahn unter fließendem Wasser ab. Dieser Vorgang sollte 3–4-mal wiederholt werden. Danach gründlich die Zähne putzen.

bleme seltener auftreten und generell der Mund- und Rachenbereich in einen deutlich besseren Zustand kommt.

7 Uhr: morgendliches Salzritual Sollte es nach Ihrem vorabendlichen Salzritual noch zu keiner gründlichen Darmentleerung gekommen sein, ist es nun an der Zeit, dieses Ritual am Morgen zu wiederholen.

Am ersten Heilfastentag starten Sie mit 1 EL Dr. Wunder Hydrocol in 250–300 ml Wasser gelöst. An den folgenden Tagen kann die Menge allmählich auf 1 TL reduziert werden, wenn die Entleerungen gut funktionieren. Im Unterschied zu Glauber- und Bittersalz hat unser Darmpassagepulver Hydrocol einen neutralen Geschmack. Die Wirkung tritt auch nicht so abrupt ein, sondern deutlich später und sanfter.

Stellt sich nach dem Trinken der Salzlösung ein Durstgefühl ein, stillen Sie dieses am besten mit Pfefferminz- oder auch einem anderen aromatischen Kräutertee Ihrer Wahl.

8 Uhr: Frühstück Ihren Fastensaft löffeln Sie, am besten in Ihrem gewohnten Frühstücksambiente, aus einer Schale. Besonders wichtig ist dabei, den Saft nicht sofort zu schlucken, sondern eine Weile im Mund noch ein paar Mal »hin- und herzuschieben«. Die im Speichel enthaltenen Enzyme sorgen für ein rasches Aufschließen der Nährstoffe. Das macht satt und schont den Magen-Darm-Trakt.

Im Abschnitt Fastensäfte (Seite 63) finden Sie bewährte Saftrezepte. Solange Sie die dort beschriebenen Regeln beachten, bleibt die Zusammenstellung Ihrer Saftmischung Ihrem persönlichen Geschmack überlassen.

Unsere Helden fasten

Alexander liebt Obst über alles

Der enthaltende Fruchtzucker gibt ihm so tolle Energie! Im selbst zubereiteten Saft sind daher eine Menge seiner Lieblingsfrüchte enthalten. »Das schmeckt ja traumhaft«, kommentiert er begeistert seine erste Saftmahlzeit. Seine Frau schmunzelt. »Damit halte ich, wenn nötig, auch länger als 7 Tage durch«, witzelt er und trinkt sein Glas gleich in einem Zug aus. Die Rechnung folgt auf dem Fuße: Alexander kommt nicht in den Fastenmodus hinein – und entsprechend aus dem Hunger nicht heraus.

»Da hilft nur ein rascher Wechsel auf reichlich Gemüsebrühe und Gemüsesäfte. Und am besten gleich noch ein zusätzlicher gründlicher Einlauf. Das ist ein bewährter Trick bei Hungergefühlen zu Fastenbeginn«, wird ihm erklärt. »Brauch ich das jetzt wirklich auch noch?« Alexander ist skeptisch und wenig begeistert von der Idee. »Ich habe mit Verdauung nie ein Problem und die Salze haben ja heute auch schon so gut gewirkt.« »Sehen Sie's doch einfach als sportliche Herausforderung«, rät ihm die Fastenärztin. »Sie arbeiten ja gerne mit dem Körper und gehen an Ihre Grenzen. Und es wird sich auszahlen, Sie werden den Effekt unmittelbar danach spüren.«

Ja, das Argument überzeugt Alexander. Und genauso konsequent, wie es eben seine Art ist, zieht er dann dieses neue Experiment durch. Natürlich mit Erfolg.

Clara hat Kopfschmerzen

Irgendwie hatte bei Clara der Kaffeekonsum durch das Intervallfasten überhandgenommen. Zuerst fand sie es ganz hilfreich, den gelegentlich aufkommenden Gusto auf diese Art zu befriedigen. Zuletzt war sie allerdings schon bei mindestens drei Tassen pro Tag angelangt.

Jetzt plagen sie doch Kopfschmerzen und auch ein wenig Schwindelgefühle. Irgendwie ist sie nicht »voll da«. Am ersten Fastentag hat es begonnen und jetzt am Vormittag von Tag 2 quält sie sich doch ziemlich. »Zum Glück ist heute Sonntag und noch kein normaler Arbeitstag«, denkt sich Clara. Zur Sicherheit fragt sie auch gleich einmal über die Coaching-WhatsApp-Gruppe um Rat.

»Ja, mit dem Koffeinentzug haben viele zu kämpfen«, kommt die Antwort der Fastenärztin. »Lässt man ihn schon während der Entlastungstage weg, bleibt der Kopfschmerz zum Glück meist aus. Da hilft jetzt am besten viel Wasser trinken – und ein Extra-Einlauf. Auch Grüntee hilft und etwas Pfefferminzöl an den Schläfen einmassieren.« Das ist ja schon was, denkt sich Clara und greift zum Wasserkocher.

RESET 3 GROẞES HEILFASTEN

7 TAGE: INTENSIVE FASTENPHASE

	Morgen	Vormittag	Mittag	Nachmittag	Abend
Basenpulver		1 TL		1 TL	1 TL
Fastensaft	✓		✓	(✓)	
Basenbrühe			(✓)		✓
Lebertee			1–2 Tassen		
Leberwickel			✓		
Nierentee				2–3 Tassen	
Abführsalz	(1–2 TL)				2–3 TL
Einlauf					✓

Optionale Erweiterungen

	Morgen	Vormittag	Mittag	Nachmittag	Abend
Lebertinktur	25–30 Tropfen		25–30 Tropfen		25–30 Tropfen
Zeolith		1 TL		1 TL	1 TL

9 Uhr: Bewegung Bewegung an frischer Luft ist beim Fasten besonders wohltuend. Wer sich bewegt, atmet intensiver. Wer tiefer atmet, erhält mehr Sauerstoff. Und Sauerstoff ist Bedingung jeder Oxidation, und jede Verbrennung von Schlackenstoffen ist nun einmal ein Oxidationsvorgang. Kurz, ein bewegungsfreudiger Mensch fastet in der Regel erfolgreicher!

Tun Sie's jetzt am besten täglich: walken, spazieren gehen, laufen, Rad fahren, Yoga – wählen Sie, was Ihnen dabei am meisten liegt. Hauptsache, Sie kommen ins tiefe Atmen und vielleicht auch ein wenig ins Schwitzen! Dann entgiftet Ihre Haut auch gleich noch ein wenig mit, der Kreislauf wird gestärkt und die Durchblutung angeregt.

Selbst wenn Sie nicht viel Zeit haben, weil Sie eben zur Arbeit müssen. Vielleicht können Sie doch einen Teil des Weges dorthin zu Fuß oder mit dem Fahrrad zurücklegen. Oder in der Mittagspause einen kleinen Spaziergang einplanen.

10 Uhr: Vormittagsbase 1 TL Basenpulver in 250 ml Wasser auflösen und mit mindestens 30 Minuten Abstand zur Saftmahlzeit einnehmen.

12 Uhr: Mittagssaft Jeden Tag zu Mittag nehmen Sie, wie beim Frühstück, Ihren Fastensaft (250–300 ml) zu sich. Zur Erinnerung: löffeln, nicht trinken – wie eine roh-köstliche Suppe!

13 Uhr: Leberstärkung Mit jedem Fastentag wird unsere Leber mehr gefordert. Sie hilft uns beim Abbau der Giftstoffe ebenso wie beim Bereitstellen der Energie aus unseren Fettdepots. Je besser die Leber arbeitet, desto erfolgreicher kann unsere Intensivwoche verlaufen. Wir tun also gut daran, sie in ihrer Aktivität bestmöglich zu unterstützen.

Tun Sie sich daher jetzt jeden Tag, am besten zwischen 13 und 15 Uhr, mit einem Lebertee etwas Gutes. Eine Tasse ist Pflicht, über eine zweite Tasse freut sich Ihre Leber! Übrigens: Ein wirksamer Lebertee muss einfach etwas bitter schmecken. Das liegt an den bitteren Kräutern, die der Leber so wunderbar bekommen. In Kombination mit der Leberwickel-Siesta (Seite 72) entsteht so eine tägliche kleine und sehr wirksame Leberkur.

16 Uhr: Nachmittagsbase 1 TL Basenpulver wie »Dr. Wunder Base 5« in 250 ml Wasser auflösen und mit mindestens 30 Minuten Abstand zur nächsten Saftmahlzeit trinken.

17 Uhr: Nierenstärkung Wir übernehmen beim Wunderleicht-Reset die Tradition des 5 o'clock Tea. Der britische Fünfuhrtee fällt nämlich genau in jene Zeitspanne, in der die Niere gemäß der Körper-Organuhr der östlichen Medizintraditionen am intensivsten arbeitet. Nützen Sie also diese Zeit, um die Nieren gut zu spülen. Die Gelegenheit ist auch ideal, noch vor dem Abend ausreichend Flüssigkeit aufzunehmen. So bleibt die Nachtruhe ungestört. Zwischen 17 und 19 Uhr ist also unsere »Tea Time«, in der Sie bitte 2–3 Tassen Nierentee trinken.

18 Uhr: Abendsaft Bei Bedarf könnten Sie jetzt noch eine Saftmahlzeit zu sich nehmen.

19 Uhr: Basenbrühe Abends steht an jedem Fastentag eine heiße Gemüsebrühe auf dem Programm. Damit gönnen Sie sich noch einmal Wärme und Kräftigung für den Tagesausklang!

Nochmals zur Erinnerung: Gemüsebrühe können Sie durchaus öfter zu sich nehmen, wenn Sie das möchten. Also auch zu Mittag oder einfach zwischendurch als wärmende Stärkung während des Tages. Die enthaltenen Mineralstoffe wirken ausgleichend und helfen ebenfalls Ihrer Leber bei der Arbeit.

20 Uhr: Einlauf Ihr Körper war jetzt den ganzen Tag über damit beschäftigt, Stoffwechselabfall und Giftstoffe aus den Geweben zu lösen und für den Abtransport in den Darm zu schleusen. Dort darf aber nicht Endstation sein! Das Gift muss raus! Damit Ihnen die Rückvergiftung über den Darm nicht den Schlaf vermiest, sollten Sie jeden Abend einen Einlauf (Seite 73) durchführen. So können Sie am nächsten Morgen erholt, zufrieden und voller Leichtigkeit in den neuen Fastentag starten.

21 Uhr: Abendbase 1 TL Basenpulver in 250 ml Wasser auflösen und trinken.

22 Uhr: Abendsalzritual und Fastennacht Vor dem Schlafengehen nehmen Sie 1 TL–1 EL Dr. Wunder Hydrocol in 250 ml Wasser gelöst zu sich. Damit bereiten Sie die morgendliche Darmentleerung des nächsten Tages vor.

Basenpulver, Tee & Co.

Alle nötigen Hilfsmittel können Sie problemlos in Ihrem Bioladen, Ihrer Apotheke, Ihrem Drogeriemarkt oder auch in unserem Onlineshop unter www.drwunder.at kaufen. Es ist nicht erforderlich, dass Sie eine bestimmte Marke oder Sorte verwenden. Und wenn Sie schon geeignete Basenpulver oder Kräutertees im Haus haben, können Sie diese Hilfsmittel gern nehmen. Wenn Sie nichts daheim haben und es gern bequem mögen, dann lassen Sie sich vielleicht unser Komplettpaket kommen, dann ist der Einkauf schnell erledigt. Eine komplette Einkaufsliste mit allen Links stellen wir Ihnen im Bonusmaterial zum Buch unter folgendem Link zur Verfügung: www.wunderleicht.link/resetbonus

Noch zwei Tipps: Sorgen Sie für genügend Sauerstoff im Schlafzimmer! Eine weitere wichtige Voraussetzung für guten Schlaf sind warme Füße. Wärmflasche oder warme Socken leisten hier beim Fasten oft einen wichtigen Beitrag zu einer erholsamen Fastennacht.

Unsere Helden

Alexander schläft wieder so gut wie lange nicht

» *Alexander ist jetzt voll auf Kurs. Der anfängliche Hunger hat sich durch die Korrekturen gelegt und auch seine Bewegungslust ist so groß wie immer. So trainiert er jetzt im Grunde genauso wie immer und gönnt sich danach eine Extraportion Saft. Und er schläft wieder so gut wie nach seiner ersten Wunderleicht-Leberreinigung vor einigen Jahren. Seither weiß er auch, warum das so ist. Denn auch er war davor so ein »typischer Fall« gewesen: jahrelange Schlafprobleme mit hartnäckigem Wachliegen zwischen ein und drei Uhr früh – immer die glei-*

che Zeit. »Ja, da arbeitet die Leber«, hat man ihm erklärt. Nach der Organuhr der TCM (Traditionellen Chinesischen Medizin) ist dies die aktivste Zeit der Leber im 24-Stunden-Rhythmus. Hat unsere größte Verdauungsdrüse viel zu tun, weil sich eben im Stoffwechsel schon einiges angesammelt hat und viel abzubauen ist, schafft sie es durchaus, den ganzen Menschen aufzuwecken. »Schließlich wiegt die Leber eines erwachsenen Menschen etwa knapp 1½ kg, da wird schon einiges an Energie freigesetzt. «

Claras Tief ist vorbei

» *Das Tief ist vorbei. Clara hat schon ihren zweiten Arbeitstag hinter sich – und sie ist positiv davon überrascht, plötzlich »freie« Zeiten in ihrem Tagesablauf zu haben. Man glaubt es kaum, wie viel Zeit man im Alltag gewinnt, wenn Essen und Essenbesorgen keine Themen sind. Ihr Mann isst mittags in der Firmenkantine und schließt sich abends, zu Claras Überraschung, ihrer Basenbrühe an. So hat er auch einen gesundheitlichen Gewinn und Clara muss ihm nicht beim Essen zusehen, meint er. Nett von ihm, sie fühlt sich richtig unterstützt und genießt die gemeinsamen Momente sehr. Aber es würde ihr jetzt am vierten Fastentag auch nichts mehr ausmachen, einen vollen Teller neben sich zu haben. Denn sie hat wirklich überhaupt keinen Hunger und gar keine Lust zu essen. Und das Beste: Sie hat gestern Nacht tief und fest geschlafen – wie ein Baby. Fantastisch!* «

Ein wenig Wellness gefällig?

Es gibt zwei wunderbare Methoden, mit denen Sie sich körperlich verwöhnen und zugleich die Entgiftung unterstützen können.

Anregende Bürstenmassage

Eine Selbstmassage mit einer Körperbürste hilft Ihnen beim Entschlacken und macht munter. Diese natürliche Form des Peelings entfernt abgestorbene Hautpartikel und regt die Durchblutung an. Das belebt den Kreislauf und fördert dadurch die Entgiftung noch zusätzlich. Durch das ausgiebige Bürsten können Sie nicht nur der Haut, sondern auch Ihrem vegetativen Nervensystem Extra-Streicheleinheiten zukommen lassen. Bürsten Sie jeden Körperteil so lange, bis er rosig und gut durchblutet ist. Damit bringen Sie den Kreislauf besonders effizient in Schwung. Verwenden Sie dazu eine ausreichend feste Bürste, die die Haut gut anregt, aber nicht verletzt. Bürsten Sie dabei etwa 3 Minuten lang die gesamte Hautoberfläche von den Füßen bis zum Kopf energisch ab. Die Bürstenstriche sollen von der Peripherie zur Mitte, also von Händen und Füßen aus Richtung Herzen geführt werden.

Zurück in den Ur-Ozean – das Basenbad

Kennen Sie Basenbäder? Wenn nein, dann ist Ihnen bisher ein äußerst wirksamer Jungbrunnen entgangen. Denn basische Vollbäder sind nicht nur gut für die Seele, sondern haben auch einen äußerst starken Effekt auf die Reinheit Ihrer Haut und des darunter liegenden Muskel- und Bindegewebes inklusive der Faszien.

Während des Badens scheidet Ihre Haut nach dem Wirkprinzip des Konzentrationsausgleiches (Osmose-Prinzip) überschüssige Säuren aus dem Körper in das basische Wasser aus. Diesen Effekt machen sich Menschen schon seit Jahrtausenden zunutze, um ihren Körper sanft und auf natürliche Art zu reinigen, zu pflegen und zu regenerieren.

Die Dauer eines Basenbades sollte mindestens 40 Minuten, besser jedoch 1 Stunde oder mehr betragen. Badetemperatur 37 °C (höher nur, soweit Ihr Kreislauf dies erlaubt). Generell gilt: je länger die Badezeit, desto moderater die Temperatur des Wassers.

Für den Extra-Effekt empfehlen wir, den Körper während des Bades mit einem Massagehandschuh oder mit einer Badebürste abzureiben. So verstärken Sie die durchblutende Wirkung des Basenbades noch weiter. Die Haut sieht danach rosig und glatt aus und fühlt sich weich und entspannt an.

Machen Sie es sich zur Gewohnheit, an Fastentagen ein Basenbad zu nehmen, um die aufkommende Säureflut gut abzupuffern. Für den maximalen Jungbrunneneffekt steigen Sie am besten einmal pro Monat in ein intensives Auslaugbad!

Basenbäder: So geht's

- Basisches Vollbad: Dosierung 5 EL (125 g) Dr. Wunder Basen-Salzbad, Dauer: 30–60 Minuten.
- Intensives Auslaugvollbad: Dosierung 500 g Dr. Wunder Basen-Salzbad, Dauer: 1–3 Stunden.

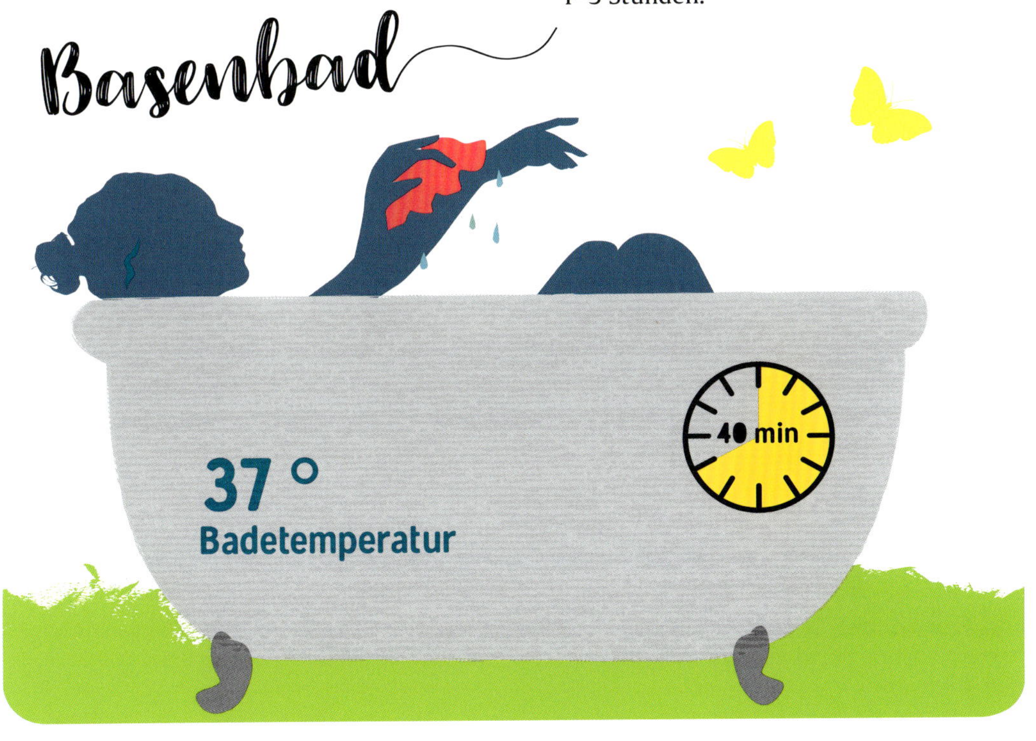

Die angegebenen Dosierungen gelten für eine Standard-Badewanne.

Steht Ihnen keine Badewanne zur Verfügung? Auch basische Fußbäder sind durchaus wirksam. Sie benötigen dafür lediglich eine große Plastikschüssel bzw. Babywanne und ebenfalls 30 bis 60 Minuten Zeit. Unsere Füße gelten in der Naturheilkunde als »Hilfsnieren«. Grund dafür sind die drüsenreichen Fußsohlen, die als hervorragende Ausscheidungsventile dienen.

- Basisches Fußbad: Dosierung: 2 EL (50 g) Dr. Wunder Basen-Salzbad, Dauer: 30–60 Minuten.
- Auslaugfußbad: Dosierung: 375 g Dr. Wunder Basen-Salzbad, Dauer: 1–3 Stunden.

Clara

Ihre Gefühlswelt fährt Achterbahn

Fastentag 5: Körperlich läuft immer noch alles wie am Schnürchen, doch Claras Gefühlswelt fährt gerade Achterbahn. Sie fühlt sich wie in einer Zeitmaschine, ständig kommen alte Erinnerungsfetzen und leider auch die dazugehörigen Gefühle hoch. Da wird anscheinend nicht nur der Körper so richtig durchgeputzt …

»Genauso ist es«, bestätigt ihr Mabon Wunder beim gemeinsamen Coaching-Gespräch »auch Gefühle und Erlebnisse müssen wir ›verdauen‹. An manchen Schicksalsschlägen haben wir schwer zu ›beißen‹«, und lächelt Clara aufmunternd zu. »Typischerweise reagiert beim Heilfasten zuerst der Körper und dann etwa ab Tag 4 auch oft einmal die Seele. Wir empfehlen, dies genauso als Heilprozess anzunehmen. Es wird nicht über die ganze Kur so bleiben. Das Heilen des Körpers und das seelische Wohlbefinden sind immer miteinander verbunden. Fasten kann nicht nur Krankheiten des Körpers beseitigen, sondern ist auch heilsam für den ›inneren Menschen‹. Zum Ende der Fastenzeit kehrt allmählich Ordnung auf allen Ebenen ein. Und nach diesem Aufräumprozess fühlen sich die meisten wie neugeboren.

Dabei hilft auch, dass beim Fasten vermehrt Botenstoffe wie Serotonin gebildet werden. Dieses sogenannte Glückshormon sorgt für gute Stimmung. Wir spüren eine tiefe und entspannte Zufriedenheit. Unsere Erfahrung ist auch, dass nicht selten nach einer Fastenkur bereits länger fällige Veränderungen im Leben angegangen und möglich werden.«

Das beruhigt Clara sehr und macht sie auch schon neugierig darauf, wie sich dieses »seelische Entgiften« wohl über das körperliche hinaus noch verändern könnte.

Tag 10–30: Ihre köstliche Aufbauphase

Ein sorgfältiger Kostaufbau nach der intensiven Heilfastenphase ist der Erfolgsgarant beim großen Wunderleicht-Reset. Und, wie wunderbar, Sie dürfen sich ab dem ersten Aufbautag satt essen. Die Wunderleicht-Aufbauphase ist eine diätologisch durchdachte, strukturierte »Genusszeit« und keine Reduktionsdiät. Sie hilft Ihnen dabei, die Effekte der Fastenkur zu festigen und die eingeleiteten Prozesse fortzusetzen. Darüber hinaus soll Sie diese Zeit auch dazu inspirieren, Ihre Ernährungsgewohnheiten kulinarisch-vergnüglich zu verbessern.

Die Wichtigkeit des »Fastenbrechens« und der Aufbautage wird auch heute noch absolut unterschätzt. Viele Fastenbücher vertreten sogar immer noch die Meinung, dass drei Tage dafür völlig ausreichend seien. Aber für einen wirklichen Erfolg mit nachhaltiger Wirkung müssen wir in diese Phase sogar deutlich mehr Zeit investieren als in die Fastenphase selbst! Das bedeutet: Nach einer Fastenwoche benötigen Sie drei Aufbauwochen, haben Sie kürzer gefastet, dann genügen zwei.

Bevor Sie wieder mit dem Essen beginnen, sollten Sie bedenken, dass das Fasten ein Neustart – eben ein richtiger Reset – für Ihren Körper ist. Sie haben sich in dieser Zeit viel Körperleichtigkeit zurückerarbeitet und mit dem richtigen Know-how können Sie dieses gute Gefühl auch dauerhaft in Ihren Alltag hineinbringen.

Und dabei werden Sie noch einen wunderbaren Nebeneffekt bemerken: Das Fasten schärft auch Ihren Geruchs- und Geschmackssinn und jede Ihrer Mahlzeiten wird dadurch zu einem besonders intensiven Erlebnis. Es macht dann plötzlich wieder Freude, einfach nur eine Frucht, ein Gemüse oder ein Getreide zu schmecken und zu genießen. So wächst quasi von selbst Ihre Lust auf einfache und reine Lebensmittel.

Durch die hier beschriebene basenreiche Ernährung wird es Ihnen gelingen, während der kommenden drei Wochen auch weiterhin an Ihren Gesundheits- und Wohlfühlzielen zu arbeiten. Und nach der Aufbauzeit können Sie Neuerungen, die Ihnen gutgetan haben, weiter in Ihren persönlichen Ernährungsalltag integrieren.

Fastenbrechen: der erste Aufbautag

Die erste Mahlzeit nach dem Fasten nennt man traditionell »Fastenbrechen«. Unsere Empfehlung für das Frühstück des ersten Aufbautags ist pflanzlicher Joghurt (Soja, Kokos, Cashew, Mandeln etc.) oder eine Haferflockensuppe (Seite 92).

Vermeiden Sie beim Fastenbrechen Lärm und Ablenkung, auch Gespräche mit anderen Personen sollten Sie für kurze Zeit unterbrechen. Der Fokus sollte völlig auf Ihrer ersten Mahlzeit liegen. Nehmen Sie die Speise mit allen Ihren Sinnen wahr. Versuchen Sie jeden Löffel langsam einzuspeicheln und bewusst in den Magen hinuntergleiten zu lassen. Genießen Sie diesen feierlichen Moment vielleicht sogar mit geschlossenen Augen. Nehmen Sie sich 15 bis 20 Minuten Zeit für diese wundervolle Zeremonie.

Für das Mittagessen des ersten Aufbautages wäre beispielsweise Pfannengemüse mit Moong-Dal und Goldhirse (Seite 93) gut geeignet. Sie dürfen sich satt essen! Essen Sie ganz in Ruhe und legen das Besteck nach jedem Bissen wieder aus der Hand. Erst wenn Sie ausreichend gekaut und dann geschluckt haben, kommt der nächste Bissen. Auf diese Weise werden Sie vermutlich bereits nach einer viel kleineren Menge satt sein, als Sie es vor Ihrem Reset gewohnt waren. Denn das Volumen Ihres Magens hat sich in der Zwischenzeit verkleinert. Und zum Abendessen empfehlen wir dann Basische Kartoffel-Suppe (Seite 94).

Die Mahlzeiten in der Aufbauphase

Nach dem Fasten-Reset signalisiert Ihr Körper Ihnen höchstwahrscheinlich klarer als vorher, was ihm bekommt und was nicht. Achten sie auf diese Zeichen und meiden Sie die entsprechenden Speisen. Darüber hinaus wollen wir Ihnen gern noch einige Anregungen für die Mahlzeitengestaltung geben.

Frühstück

Ein warmer Morgenbrei oder auch eine Haferflockensuppe sind schonend für Ihren Bauch und versorgen Sie mit reichlich Energie und wertvollen Ballaststoffen. Rezepte und Anregungen zum Frühstück finden Sie im Rezeptteil. Diese Sammlung enthält mehrere Varianten, es soll ja schließlich für jeden Geschmack etwas dabei sein. Wir möchten es aber auch Ihrem Stoffwechsel möglichst leicht machen zu verdauen. Deshalb empfehlen wir Ihnen für die erste Aufbauwoche, am besten immer die gleiche Frühstücksvariante zu wählen und nicht jeden Tag eine andere zu probieren. So muss

RESET 3 GROßES HEILFASTEN

3 WOCHEN: AUFBAUPHASE

	Morgen	Vormittag	Mittag	Nachmittag	Abend
Basenpulver					1 TL
Lebertee			1 Tasse		
Nierentee				1-2 Tassen	
Abführsalz					1 TL (nur in Aufbauwoche 1)

Optionale Erweiterungen

	Morgen	Vormittag	Mittag	Nachmittag	Abend
Lebertinktur	25–30 Tropfen		25–30 Tropfen		25–30 Tropfen
Zeolith		1 TL		1 TL	1 TL

sich Ihr Körper nicht jeden Morgen auf etwas Neues einstellen.

Mittagessen

Das Mittagessen orientiert sich an den goldenen Regeln unseres Aufbaus (Seite 95). Bedenken Sie stets, dass Ihre Kur 30 Tage dauert. Nach dem intensiven Heilfasten sind lediglich die ersten 7 Tage vorüber. Essen Sie langsam und nur so lange, bis Sie ein leichtes Sättigungsgefühl spüren. Dies wird beim großen Reset viel früher eintreten, als Sie es sonst von sich gewohnt sind. Sollten Sie zu jenen Menschen gehören, die ihren Teller immer leer essen müssen, dann verwenden Sie in den ersten Tagen besser einen kleineren Teller zum Anrichten Ihrer Speisen.

Abendessen

Als einfaches und schnell zubereitetes Abendessen eignen sich Gemüsesuppen oder leichte Eintöpfe. Sie bieten sich an, da der Körper hier relativ wenig Verdauungsarbeit leisten muss und einem erholsamen Schlaf nichts im Wege steht. Bei den Zutaten möglichst viel Gemüse und auch gerne eine Handvoll Linsen als Eiweißzulage verwenden. Als einfache Suppeneinlagen eignen sich besonders gut Quinoa, Hirse oder Haferflocken. Gewürze und Kräuter können Sie gern nach Geschmack einsetzen. Verzichten Sie in der ersten Woche Ihrer Aufbauzeit lediglich auf besonders scharfe Gewürze.

Intervallfasten in der Aufbauphase

So wie bei den Entlastungstagen geht es in der Aufbauphase ebenso nicht darum, so wenig wie möglich zu essen. Es kann allerdings sein, dass nach der intensiven Fastenphase zwei Mahlzeiten am Tag für Sie ausreichend sind. Kein Problem, im Gegenteil! Sie können durchaus das Abendessen ausfallen lassen und nur eine Basenbrühe zu sich nehmen. Oder weiter morgens beim Fastensaft bleiben. Entscheiden Sie selbst und – besonders wichtig – aus dem Bauch heraus, ob und wie Sie den Intervallfasten-Reset in Ihre Aufbauzeit einbauen möchten. Es sollte aber eben keine Kopfentscheidung sein.

Die Abbildung zeigt Ihnen, welche – vielleicht schon lieb gewonnenen – Rituale wie Lebertee, Basenpulver etc. Sie auch in der Aufbauphase weiterführen sollten.

Ihr Tag des Fastenbrechens

Frühstück: Haferflockensuppe

Fastenbrechen bzw. 1.–3. Aufbauwoche

Für 1 Portion
10 Min.

3 EL Haferflocken • 350 ml Basenbrühe oder Wasser • Petersilie, frisch oder getrocknet • Kräutersalz • 1 TL Olivenöl

- Die Haferflocken in einem Topf leicht anschwitzen, bis sich ein angenehmer Duft ausbreitet. Dann mit der Basenbrühe oder Wasser ablöschen. Die Petersilie dazugeben und 5 Minuten köcheln lassen.
- Am Ende mit Kräutersalz abschmecken. In der Lieblingsschale anrichten und mit etwas Olivenöl vollenden.

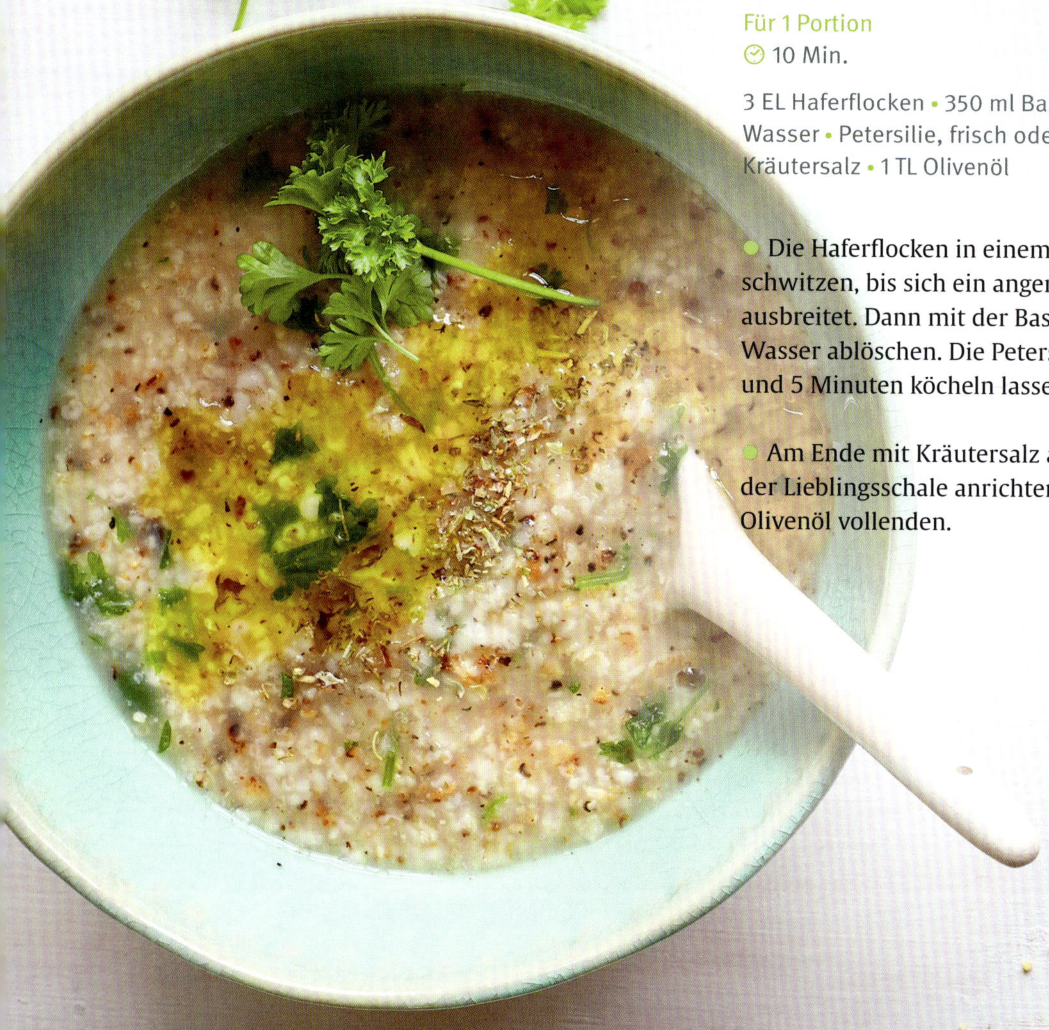

Mittagessen: Pfannengemüse mit Moong Dal und Goldhirse

Fastenbrechtag = 1. Aufbautag

Für 1 Portion
40 Min.

- ½ Tasse Moong Dal (70 g; alternativ: gelbe Linsen)
- ½ Tasse Hirse bzw. Goldhirse (50 g)
- 200 ml Basenbrühe
- 1 TL Bohnenkraut
- Kurkuma, frisch oder getrocknet
- 200–250 ml Basenbrühe
- 1 Stück Lauch (25 g)
- ½ Karotte (40 g)
- Kräutersalz
- Liebstöckel, frisch oder getrocknet
- 1 Handvoll Brokkoliröschen (100 g)
- 1 EL Olivenöl

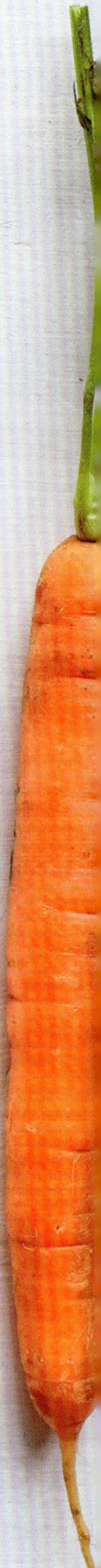

- Den Moong Dal am besten schon am Morgen in Wasser einlegen. Kurz vor der Zubereitung abseihen, das Einweichwasser wegschütten.

- Die Hirse abspülen und im Verhältnis 1 Teil Getreide und 2 Teile Basenbrühe aufstellen – die Kochzeit beträgt etwa 30 Minuten.

- Den Moong Dal zusammen mit Bohnenkraut und Kurkuma in einen Topf geben, mit Basenbrühe aufgießen und zum Kochen bringen.

- Das Gemüse waschen, den Lauch und die Karotte der Länge nach vierteln, fein schneiden und zum Dal hinzufügen. Alles zusammen 15–20 Minuten köcheln lassen. Den Herd zurückschalten und den Dal mit Kräutersalz und Liebstöckel würzen.

- Die Brokkoli-Röschen obenauf dazugeben und alles zusammen zugedeckt noch für weitere 10 Minuten köcheln lassen, bis die Röschen gar, aber immer noch bissfest sind.

- Den Topf von der Hitze nehmen und 1 EL Olivenöl einrühren.

- Auf einem kleinen hübschen Teller anrichten und mit etwas frisch gehacktem Liebstöckel vollenden. Nehmen Sie diese Mahlzeit mit einem kleinen Löffel oder einer kleinen Gabel zu sich, um dem Überessen vorzubeugen. Lieber noch etwas Nachschlag nehmen, falls Sie tatsächlich noch Hunger verspüren.

- Vermeiden Sie Lärm und Ablenkung und bleiben Sie ganz für sich (wenn Ihnen das möglich ist). Nehmen Sie sich mindestens 20 Minuten Zeit, um dieses Gericht zu essen. Achten Sie auf die Magendehnung und lassen Sie lieber etwas übrig, bevor Sie über Ihr Sättigungsgefühl hinaus essen.

Tipp Zum Reduzieren der Zubereitungszeit der Hirse kann auch Schnellkochhirse (= vorgedämpft) verwendet werden. Alternativ zur Hirse können Sie auch dieselbe Menge Quinoa nehmen.

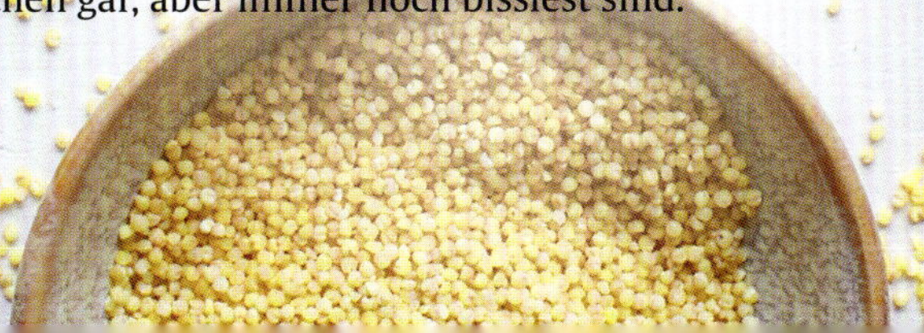

Abendessen: Basische Kartoffelsuppe

Fastenbrechtag = 1. Aufbautag

Für 1 Portion
20 Min.

2 Kartoffeln, mehligkochend (150 g) • 1 Stück Lauch (25 g) • 1 TL Kokosöl • 250 ml Basenbrühe • Kräutersalz (Natursalz)

- Das Gemüse waschen und die Kartoffeln klein würfeln. Den Lauch der Länge nach vierteln und fein schneiden.

- Das Kokosöl in einem Topf erhitzen und den Lauch darin anschwitzen. Die Kartoffeln dazugeben und mit der Basenbrühe auffüllen. Aufkochen und bei mittlerer Hitze für etwa 15 Minuten weich kochen.

- Nach Belieben mit einem Stabmixer cremig pürieren und mit etwas Kräutersalz abschmecken. In einer hübschen Schale anrichten. In absoluter Ruhe genießen, langsam essen und die wohlige Wärme spüren.

Frühstücksalternative: Pflanzliches Joghurt

Fastenbrechen bzw. 1.–3. Aufbauwoche

Für 1 Portion
5 Min.

150–200 g pflanzliches Joghurt (Soja-, Kokos-, Cashew-, Mandeljoghurt etc.) • Ceylon-Zimt und/oder gemahlene Vanilleschoten

- Den pflanzlichen Joghurt im Becher cremig rühren. In der Lieblingsschale anrichten und mit etwas Ceylon-Zimt und/oder gemahlener Vanille bestreuen.

- Einen kleinen Löffel (Teelöffel) zum Essen verwenden.

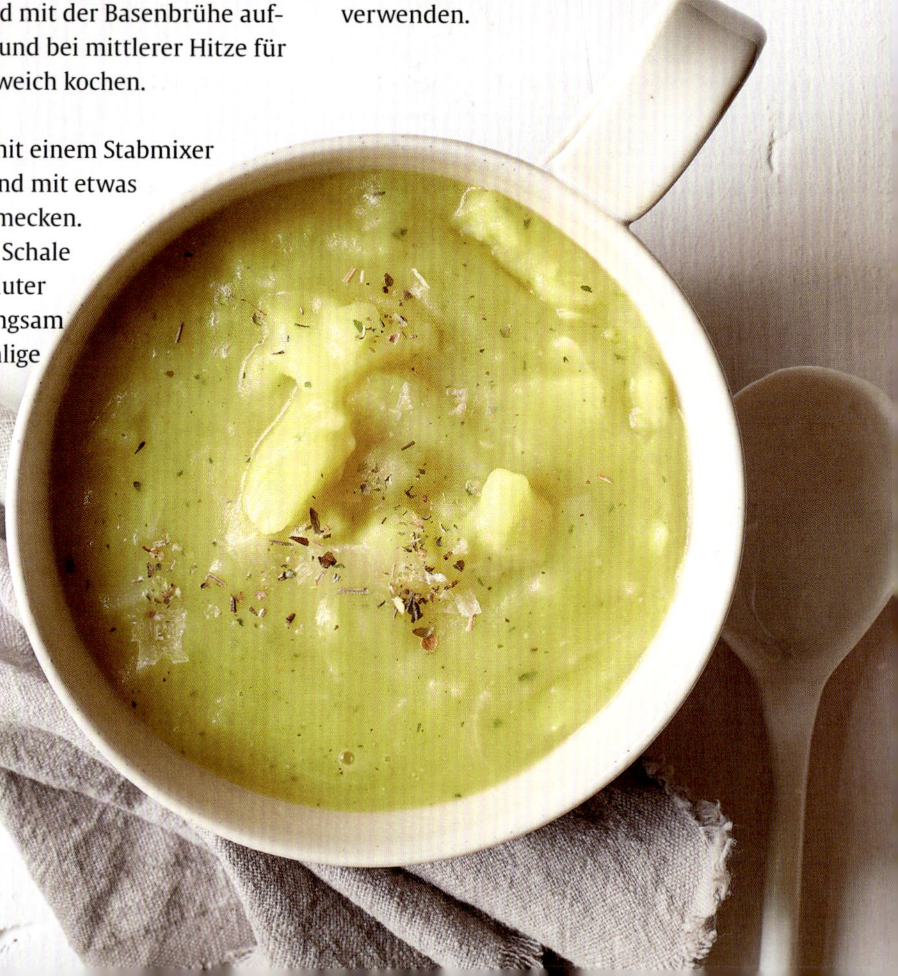

Die goldenen Regeln der Aufbauphase

Die Beachtung dieser Richtlinien garantiert Ihnen eine Fortsetzung der Entgiftung und Regeneration während Ihrer Aufbauzeit. Zur leichteren praktischen Umsetzung dieser Ernährungsweise finden Sie im hinteren Teil des Buches jede Menge Rezepte für Frühstück, Mittagessen und Abendessen. Hier nun also die Regeln.

Regel 1: tierisches Eiweiß reduzieren

Im Durchschnitt isst jeder Erwachsene in Österreich, in Deutschland und der Schweiz jährlich über 100 kg Fleisch. Hinzu kommen noch weitere tierische Eiweiße in Form von Fisch, Eiern und Milch(-produkten). Der übermäßige Verzehr von tierischen Produkten ist einer der größten Faktoren für die chronische Übersäuerung und Erkrankung unseres Körpers. Solch eine jahrzehntelange Eiweißmast ist mit einer Woche Heilfasten natürlich noch nicht behoben. Deshalb setzen wir die Korrekturmaßnahmen in der Wunderleicht-Aufbauzeit weiter fort. Konkret bedeutet dies: kein tierisches Eiweiß in der Aufbauwoche 1. Setzen Sie auf pflanzliche Eiweißquellen wie Erbsen, Linsen oder Bohnen bzw. Produkte wie Tofu, Tempeh, Lupino etc. Sollten Sie Hülsenfrüchte trotz ihrer Vielfalt dennoch schlecht vertragen, lassen Sie sie einfach weg oder konzentrieren Sie sich bei Ihren Speisen auf jene, von denen Sie wissen, dass sie für Sie okay sind.

Ab Aufbauwoche 2 können Sie wieder Ei, Ziegen- oder Schafmilch(-produkte) und auch Fisch in begrenzten Mengen zu sich nehmen. Die Mengenangaben hierzu finden Sie in der Tabelle. Diese »Auflockerung« macht es Ihnen leichter, auch wieder in Restaurants geeignete Speisen zu finden. Es ist aber auch gut möglich, Ihre gesamte Aufbauphase mit rein pflanzlicher Kost zu realisieren, wenn Sie dies möchten.

Regel 2: Weizen meiden

Die Weizenproduktion hat sich in den letzten 50 Jahren vervielfacht. Über die vergangenen Jahrzehnte wurden ständig neue Weizensorten mit noch höherem Eiweißanteil gezüchtet und so sehen wir uns heute mit einer immer größeren Menge Klebereiweiß (Gluten) in unserer Nahrung konfrontiert. Diese Entwicklung hat vor allem wirtschaftliche Gründe: Ein hoher Eiweißgehalt im Weizen ergibt einen besseren Verkaufspreis für die Landwirte. Bei einer Weizen- bzw. Glutenunverträglichkeit oder -sensitivität reagiert der Körper überempfindlich auf das besagte Klebereiweiß. Nicht alle Menschen reagieren sensibel darauf, es sind mittlerweile jedoch sehr viele.

Wir empfehlen Ihnen daher, Weizen- und auch Dinkel (da hier der Weizen in der Regel eingekreuzt ist) während Ihrer gesamten Heilfastenkur wegzulassen. Verwenden Sie alternativ Buchweizen, Hirse, Quinoa, Amaranth oder auch Roggen und Gerste. Kleiner Tipp: Für den Fall, dass Sie nach dem Heilfasten weiter Gewicht reduzieren möchten, geht dies leichter, wenn Sie über die gesamte Aufbauphase hinweg Gebäck und Nudeln meiden.

Regel 3: Hefe weglassen

Hefe plustert mittels Gärung nicht nur den Teig von Brot und Kuchen auf, sondern sie tut dies auch mit den Bäuchen vieler Menschen. Um Ihren Verdauungsapparat in der Aufbauphase in dieser Hinsicht zu entlas-

Empfohlene maximale Mengen an tierischem Eiweiß in den Aufbauwochen und danach

Aufbauwoche	1	2	3	danach
Fleisch	–	–	–	2 ×/Woche ca. 150 g (bevorzugt Huhn oder Rind)
Fisch	–	1 ×/Woche ca. 150 g	2 ×/Woche ca. 2 × 150 g	2 ×/Woche ca. 2 × 150 g
Ei	–	bis zu 2 Eier/ Woche	3–4 Eier/Woche	bis zu 6 Eier/Woche
herkömmliche Kuhmilchprodukte (Butter und Ghee sind immer erlaubt)	–	–	–	selten
Schaf- und Ziegenmilchprodukte (bzw. Kuhmilchprodukte aus A2-Milch)	–	pro Woche: 400 g Joghurt 150 g Feta, Frischkäse oder Quark 100 g Schnittkäse	pro Woche: 400 g Joghurt 200 g Feta, Frischkäse oder Quark 200 g Schnittkäse	pro Woche: 400 g Joghurt 200 g Feta, Frischkäse oder Quark 200 g Schnittkäse

ten und Ihre Bauchform weiter zu verbessern, lassen Sie die Hefe jetzt einfach weg. Alternativ können Sie auf Weinsteinbackpulver bzw. Sauerteig als Backtriebmittel ausweichen.

Regel 4: völliger Zuckerverzicht

Zucker und isolierte Kohlenhydrate (Fabrikzucker und Auszugsmehle) wirken entzündungsfördernd und bringen unser Darmmikrobiom aus dem Gleichgewicht. Der große Fasten-Reset befreit uns von der Abhängigkeit, die der Industriezucker mit sich bringt. Sie werden in der Aufbauphase bemerken, welch angenehmes Gefühl es ist, ohne »Zucker« zu leben und trotzdem die Süße des Lebens zu spüren. Wir raten Ihnen, Ihre Speisen und Getränke in dieser Zeit nicht extra zu süßen. In geringen Mengen ist der Einsatz von geeigneten Süßungsmitteln wie Kokosblütenzucker bzw. -sirup, Mascobadozucker, Reissirup oder auch Honig möglich.

Regel 5: Vom Kaffee entliebt

Sie haben nun schon mehr als eine Woche lang keinen Kaffee getrunken. Unsere Empfehlung ist: Machen Sie am besten gleich noch drei Wochen so weiter. Vielleicht hat Ihnen die Wirkung des Kaffees ja nicht einmal gefehlt, weil Sie viele müde machende Faktoren während dieser Zeit eliminiert haben. Nun, in der Aufbauphase soll es auf diese Art weitergehen! Als Muntermacher-Alternativen stehen Ihnen weiterhin Grüntee, Matcha, Mate und unser Dr. Wunder N.R.Gi-Tee zur Verfügung. Als kaffeeähnliche Heißgetränke können Sie dann ab der 2. Aufbauwoche bereits wieder Getreide- und Lupinenkaffee genießen.

Regel 6: keinen Alkohol

Alkohol lassen wir über die gesamten 30 Tage der Kur weg, da dieser immer – auch in kleinsten Dosierungen – auf unseren Körper schädlich wirkt. Möchten Sie, dass Ihre Zellen regenerieren und sich verjüngen, sollten Sie ihn also über den gesamten Reset meiden.

Regel 7: Vorsicht bei Rohkost

Was viele nicht wissen: Rohkost ist zwar gesund, allerdings schwer verdaulich! Sie fördert nicht selten Gärprozesse im Darm und kann Blähungen und Bauchschmerzen verursachen. Bei gereiztem und entzündetem Bauch oder während einer Darmsanierung ist daher Schonkost angesagt. Gut verträgliche, leicht verdauliche Speisen, die den Verdauungsapparat nicht belasten. Vor genau diesem therapeutischen Hintergrund finden Sie bei den Rezepten für unsere Kur fast ausschließlich gekochte Speisen. Ganz gleich, ob für gesunde oder für angeschlagene Bäuche – allgemein gilt: Rohes Obst und Gemüse sollte nach 15 Uhr besser gar nicht mehr gegessen werden.

Regel 8: Und was ist mit Salz?

Auf die Salzmenge müssen Sie dann besonders achten, wenn Sie unter Bluthochdruck leiden oder in der Aufbauphase weiter Gewicht reduzieren möchten. In diesem Fall meiden Sie Kochsalz (Natriumchlorid) während der ersten Tage des Aufbaus. Warum? Natrium hat die Eigenschaft, generell Wasser an sich zu binden. So auch im Körper: Durch die vermehrte Ansammlung von Wasser würden Sie sich, nach der Leichtigkeit des Fastens, gleich wieder schwer und aufgedunsen fühlen. Verwenden Sie daher in den ersten Tagen nach dem Fastenbrechen am besten ausschließlich Kräutersalz zum Würzen Ihrer Speisen. Danach können Sie allmählich wieder zum leichten Salzen mit hochwertigem Natursalz übergehen.

Mahl-Zeit!

Das Wort drückt es bereits direkt aus: Erstens soll man das Essen »mahlen« und zweitens braucht man dazu Zeit! Unsere Verdauung beginnt tatsächlich zwischen den Zähnen. Mit gutem Kauen legen Sie die Grundlage für eine ausreichende Weiterverarbeitung der Nahrung. Nicht ohne Grund heißen unsere Backenzähne »Molaren«, was »Mühlen-« also »Mahlzähne« bedeutet.

Mahlzeit soll auch darauf hinweisen, dass der Zeitpunkt, an dem wir Essen zu uns nehmen, wichtig ist. Ein chinesisches Sprichwort lässt den Zusammenhang ganz gut erkennen: »Das Frühstück gönne dir selbst, das Mittagessen teile mit deinem Freund und das Abendessen schenke deinem Feind.« Die Verdauung unseres Körpers ist zwischen 7 und 15 Uhr am aktivsten, das bedeutet, das »Verdauungsfeuer« ist vom Morgen bis zur Mittagszeit am höchsten. Frühstück und Mittagessen können meist problemlos verdaut werden, während eine üppige Abendmahlzeit hingegen oft schwer verdaulich im Magen liegt, bis am nächsten Morgen die Verdauung wieder auflebt.

Jene Lebensmittel, die Sie nach und nach wieder in Ihre Ernährung einbauen möchten, sollten zunächst einmal in kleinen Mengen ausprobiert werden. Wenn Ihr Körper Ihnen keine gute Verträglichkeit signalisiert, dann sollten Sie weiterhin darauf verzichten. Nach dem Fasten zeigt Ihnen Ihr Körper vermutlich deutlicher als bisher, welche Lebensmittel ihn stärken und welche ihn schwächen.

Die hier beschriebene Aufbauzeit ist auf »normal-gesunde« Menschen ausgerichtet. Wenn Sie auch schon vor Ihrem großen Reset spezifische Beschwerden oder Einschränkungen im Stoffwechselbereich hatten, könnte eine diätologische Anpassung für Ihre persönliche Aufbauzeit sehr hilfreich und auch notwendig sein.

So könnten Ihre Aufbautage aussehen

8 Uhr: Frühstück Ein warmer Morgenbrei oder ein Müsli sind hier bestens geeignet. Wählen Sie dazu eine der Frühstücksvarianten aus dem Rezeptteil. Wenn Sie eine Essenspause einlegen wollen, dann trinken Sie vielleicht einen frisch gepressten Fastensaft oder einfach nur grünen Tee, Matcha oder Dr. Wunder N.R.Gi-Tee.

12 Uhr: Mittagessen Wählen Sie ein Mittagsgericht aus dem Rezeptteil oder wenden Sie unsere goldenen Aufbauregeln auf Ihre eigenen Gerichte an. Genießen Sie die Mahlzeit in Ruhe und tiefer Dankbarkeit.

13 Uhr: Leberkur mittels Lebertee Ihr täglicher Lebertee zwischen 13 und 15 Uhr ist ein wichtiges Hilfsmittel und Sie sollten ihn daher am besten für die vollen drei Wochen der Aufbauphase als Leberkur fortsetzen. Er unterstützt Sie dabei, Ihre Verdauungsleistung wieder in Hochform zu bringen.

17 Uhr: Nierenkur mittels Nierentee Nützen Sie an jedem der Aufbautage auch weiterhin die Zeit zwischen 17 und 19 Uhr, um Ihre Nieren weiter gut zu spülen. Also 1–2 Tassen Nierentee trinken.

18 Uhr: Abendessen Ideal für den Abend: eine Gemüsesuppe oder auch gedünstetes Gemüse. Sollten Sie kaum Hunger haben, dann lassen Sie das Abendessen einfach ausfallen oder nehmen eine Basenbrühe zu sich.

21 Uhr: Basenpulver 1 TL Basenpulver wie »Dr. Wunder Base-5« in 250 ml Wasser auflösen und mit mindestens 2 Stunden Abstand zum Abendessen trinken.

22 Uhr: Salinisches Abführmittel einnehmen 1 TL Dr. Wunder Hydrocol in 250 ml Wasser auflösen und kurz vor dem Schlafengehen trinken.

Optionale Maßnahmen Optional können Sie vor jeder Mahlzeit verdauungsfördernde Bitterstoffe in Form von 30 Tropfen Dr. Wunder Hepy-Bitter in Wasser zu sich nehmen.

Unsere Darmflora: Lieben Sie Ihre Darmbakterien?

An und in unserem menschlichen Körper leben etwa 40 000 000 000 000 Bakterien. Wir haben also genauso viele »kleine Mitbewohner«, wie wir Körperzellen haben. Vom Gewicht her ergeben alle Bakterien zusammengenommen ca. 2 kg. Ein Teil der Bakterien befindet sich auf der Haut, ein weiterer Teil davon im Mund und im Intimbereich, aber die allermeisten davon leben im Darm.

Ja, das ist eine große Menge. Aber keine Sorge, das sind keine Feinde! Es handelt sich hier um unsere Freunde, die uns rund um die Uhr wertvolle Dienste erweisen. Gleichzeitig sind wir allerdings auch für das Wohlergehen dieser 40 000 000 000 000 wichtigen Arbeitskräfte verantwortlich. Wir leiten sozusagen ein Riesen-Unternehmen namens »Mikrobiom«.

Der Mythos des »Ausspülens« Immer noch hört man da und dort, dass häufige Darmentleerungen zum »Auswaschen« der Darmflora führen. Auch wenn dieser Mythos mittlerweile wissenschaftlich widerlegt wurde, hält er sich dennoch hartnäckig.

So wie Händewaschen mit reinem Wasser Ihre Hände keineswegs steril macht, verursachen Darmspülungen mit Wasser ebensowenig einen sterilen Darm. Tatsächlich ist eher das Gegenteil der Fall. Darmspülungen neutralisieren das oft schon gärig-faulige Darmmilieu und helfen auf diese Weise dabei, den Boden für eine gesunde und satbile Darmflora zu schaffen.

Ist es gut, nach dem Heilfasten ein Probiotikum einzunehmen? Sollte Ihre Darmflora vor dem Heilfasten geschwächt gewesen sein, dann ist nach dem Heilfasten der ideale Zeitpunkt, mit dem Zuführen gesunder Darmkeime in Form eines Probiotikums zu beginnen.

Woran erkennt man ein gutes Probiotikum?
Ein gesundes Mikrobiom, das sind viele gute Keime in großer Vielfalt. Demzufolge ist das ideale Probiotikum nicht nur reich an Bakterien, sondern auch reich an Bakterienvielfalt.

Wie nimmt man Probiotika am besten ein?
Morgens nüchtern nach dem Aufstehen und abends vor dem Schlafengehen – mit zumindest 3 Stunden Abstand zum Abendessen. Sollte dies nicht gegeben sein, lassen Sie die zweite Einnahme besser aus und warten auf den nächsten Morgen. Warum ist das so wichtig? Das Probiotikum muss ja im Darm wirken, folglich soll es den Magen möglichst rasch passieren, dieser sollte also leer sein. Denn ist der Magen voll, dann zerstört die Magensäure die Bakterien – dazu ist sie, als effektive Keimbarriere, schließlich da.

Wie lange sollte man Probiotika einnehmen?
Zumindest 3 Monate, um einen wirklich spürbaren und anhaltenden Effekt zu erzielen. Einige zusätzliche Infos und die Empfehlung für ein geeignetes Probiotikum geben wir Ihnen in unserem Reset-Bonus unter www.wunderleicht.link/resetbonus.

Unsere Helden

Clara hat eine Buchempfehlung

»Ich habe das mit dem Fasten auch schon einmal versucht. Aber das ist nichts für mich. Nach drei Tagen ist es mir so richtig schlecht gegangen. Dann habe ich wieder zu essen begonnen und gleich habe ich mich wieder besser gefühlt.«

Natürlich ist Clara klar, dass dieser Rückschluss einer Freundin so nicht richtig ist. Denn, rutscht man in eine Fastenkrise, dann liegt das in erster Linie daran, dass man die Regeln des Heilfastens nicht genug beachtet hat. Gern möchte sie ihr erklären, dass man beim Fasten in der Regel nicht ins Unwohlsein kommt, weil man wenige Kalorien zu sich nimmt. Denn unser Körper, der kann sich die benötigte Energie auf jeden Fall auch von innen holen. Sie weiß inzwischen, dass diese typischen Fastenkrisenbeschwerden keine Energiemangelsymptome, sondern vielmehr so gut wie immer Rückvergiftungssymptome sind. Mit dem richtigen Know-how kann man sie nicht nur beseitigen, sondern man muss es gar nicht erst so weit kommen lassen.

Aber sie hält sich zurück. Sie selbst musste es ja auch erst am eigenen Leib erfahren. Seit diesem ersten großen Heilfasten-Reset vor fünf Jahren hat Clara weiter jährlich ihre großen Resets gemacht und ist auch beim Intervallfasten drangeblieben. Es ist mittlerweile zu ihrem Lebensstil geworden – gar nicht mehr wegzudenken! Und körperlich, da ist so einiges geschehen. Und das Beste daran: ganz ohne das Gefühl zu haben, etwas entbehren zu müssen. Sie genießt ihre Urlaube, isst immer wieder gern mal ein Stück Kuchen und ist voll und ganz zufrieden mit ihrem Körper. Ja, sie hat mit dem Thema Frieden geschlossen. Sie ist sich auch nicht sicher, ob sie selbst all diese komplexen Zusammenhänge so klar wiedergeben kann, wie sie ihr damals vor fünf Jahren in der Praxis Wunder erklärt wurden. Stattdessen beschließt sie, der Freundin zum kommenden Geburtstag das Buch zum Wunderleicht-Fasten zu schenken. «

Alexander optimiert seine Fitness

» *Nach der Fastenkur war ich so richtig motiviert, blieb dran und habe die komplette Aufbauzeit konsequent durchgezogen. Ich habe dann im Anschluss noch mit ergänzenden diätologischen Beratungen bezüglich gesunder Sporternährung mein Essen optimiert und auf eine ganz neue Basis gestellt«, erzählt Alexander begeistert. »Und damit habe ich dann nach und nach eine Leistungssteigerung erlebt, die ich kaum mehr für möglich gehalten hatte. Der Sport begann mir wieder so richtig Spaß zu machen. Aber ich blieb diesmal innerlich ganz locker – anders als früher.*

In meinen Körper hineinzuspüren, das habe ich auf alle Fälle durch das Fasten gelernt. Ganz zu schweigen von all dem Wissen rund um die Säure-Basen-Balance. Nach harten Trainings und Wettkämpfen begann ich mit Auslaugbädern die Säure aus meinen Muskeln zu ziehen. Verletzungen hatte ich seitdem keine einzige mehr. Auch die Ernährung nahm ich nach dem großen Reset selbst in die Hände. Ich begann, nach und nach die Verantwortung für das zu übernehmen, was ich meinem Körper zuführe. Fing an herauszufinden, welche Speisen und Getränke mit am besten taten, und lernte diese sogar selbst zuzubereiten.

Dann, mit 58, war die Kraft wieder so richtig da – gefühlt sogar mehr noch als früher. Und um diese Zeit herum habe ich mir dann diese neue Idee in den Kopf gesetzt: Ich beschloss, Triathlon zu machen, mit dem Traum, irgendwann beim

Ironman-Wettkampf am Wörthersee anzutreten. Dass ich diesen mit 61 Jahren zum wiederholten Mal gewinnen würde, hätte ich damals nicht zu träumen gewagt. Und jetzt? Jetzt bin ich schon zum zweiten Mal auf dem Weg nach Hawaii, um mit den Besten in der Altersklasse der 60-Jährigen um den Titel des Weltmeisters zu kämpfen. Ich bin bereit … und fitter als jemals zuvor in meinem Leben! «

Nach dem großen Reset

Unser Körper hat eine Vielzahl an Regulationsmechanismen, um den Stoffwechsel im Gleichgewicht zu halten. Wichtig ist nun, dass Sie diese Mechanismen zukünftig nicht mehr überbeanspruchen und dem Körper keinen Anlass zum erneuten Einspeichern geben. Aber wie tut man das am besten?

Basisch essen Wenn Ihnen die Aufbauphase gut getan hat und Sie sich dabei wohlfühlten, dann können Sie die Regeln der dritten Aufbauwoche ohne Weiteres noch einige Zeit fortsetzen. Basenüberschüssiges Essen ist wichtig. Sie können auf diese Weise gesundheitsfördernde Elemente mehr und mehr in Ihre Alltagsroutine übernehmen.

Basenausgleich Das Trinken von Basentees und die Einnahme des Basenpulvers sind praktikable Maßnahmen, mit denen Sie auch weiterhin täglich etwas für Ihr Säure-Basen-Gleichgewicht tun können.

- Trinken Sie jeden Tag 2–3 Tassen »Dr. Wunder Basen-Tee« oder eine ähnliche Basenteemischung.
- Nehmen Sie 1 TL »Base 5« in 250 ml Wasser aufgelöst einmal täglich, am besten abends vor dem Schlafengehen, mit ausreichend Abstand zur Abendmahlzeit ein.

Bitterstoffe Ihre Leber braucht immer Bitterstoffe, nicht nur während des Resets. Regen Sie daher mit Bitterstoffen auch weiterhin die Produktion der Verdauungssäfte an. Tun Sie dies entweder durch bittere Lebensmittel oder nehmen Sie einfach »Hepy-Bitter« zur Leberstimulierung ein.

- 20–25 Tropfen »Hepy-Bitter« jeweils vor den Mahlzeiten pur oder in einem Glas Wasser, bei Bedarf mit etwas Zitronensaft, einnehmen.

Darmentleerung Nach der Aufbauphase benötigen Sie im Grunde kein Abführsalz mehr. Falls Sie aber bemerkt haben, dass Ihnen das »Hydrocol« zu einer regelmäßigeren Darmentleerung verhilft, als dies sonst bei Ihnen im Alltag der Fall war, dann behalten Sie die Einnahme besser noch eine Weile bei! Nehmen Sie weiterhin abends 1 TL zu sich – es kommt dabei zu keinem Gewöhnungseffekt.

Weitere Resets Natürlich kommen auch wieder Feiertage, der nächste Urlaub oder der eine oder andere Geburtstag. Das gehört einfach zum Leben dazu, davon können und wollen wir uns nicht abschotten. Entscheidend ist, wie Sie damit umgehen, wenn Sie gelegentlich über die Stränge schlagen.

Generell empfehlen wir Ihnen, den großen 30-Tage-Reset ein- bis zweimal im Jahr durchzuführen. Einmal im Frühjahr, um den »Winterspeck« loszuwerden und fit und erleichtert in die warme Jahreszeit zu gehen. Und einmal im Herbst, um ungeliebte Urlaubsmuster zu unterbrechen und mit gestärktem Immunsystem in die kältere Jahreszeit zu starten.

Setzen Sie darüber hinaus den Intervallfasten-Reset regelmäßig jede Woche ein, um in Form zu bleiben. Ein gelegentlicher 24–48-Stunden-Reset korrigiert Ausreißer augenblicklich und lässt Sie gar nicht erst wieder aufs falsche Gleis wechseln. Oder wenden Sie einfach die strukturierten Aufbauwochen zwischendurch als Basen-Diät an, ohne vorangehendes intensives Heilfasten.

FAQs: Die 20 meistgestellten Fragen

Zum Abschluss wollen wir noch einmal gesammelt jene Fragen beantworten, die wir so oft in unserer Praxis und über das Online-Portal gestellt bekommen. Auch wenn das meiste davon bereits im Buch behandelt wurde, schadet es nichts, hier noch einmal gezielt wichtige Punkte nachlesen zu können.

Darf ich überhaupt fasten?

Bei den allermeisten Erwachsenen ist diese Frage mit einem klaren Ja zu beantworten. Es gibt nur wenige Situationen, in denen nicht gefastet werden darf. Dies gilt prinzipiell bei Kindern und Jugendlichen im Wachstum, während Schwangerschaft und Stillzeit, für mangelernährte Personen oder falls Sie gerade an einem akuten Infekt oder einer Nervenerkrankung leiden. In allen anderen Fällen kann selbstständig oder im Rahmen einer ambulanten oder stationären fastenärztlichen Betreuung gefastet werden. In jedem Zweifelsfall nehmen Sie am besten eine fastenärztliche Beratung in Anspruch. Neben den Kuren vor Ort in der Praxis Wunder können Sie auch im Rahmen eines Online-Events regelmäßig mit uns unter ärztlicher und diätologischer Anleitung fasten.

Ist der Einlauf unbedingt nötig?

Ja. Heilfasten ohne intensive Darmentleerungen kann nicht funktionieren. Mit dem Fasten bringen wir den Körper dazu, massiv zu entgiften. So gut wie alles, was den Körper belastet, landet im Darm – und diesen sollten diese Stoffwechselgifte doch möglichst schnell verlassen. Tun sie das nicht, bleiben sie buchstäblich »liegen« und werden vom Körper wieder aufgenommen. Da wir während der Saftfastenkur keine Ballaststoffe zu uns nehmen, die sonst für Stuhldrang sorgen, müssen wir auf andere Weise nachhelfen.

Was tun, wenn das Darmpassagepulver nicht wirkt?

Sollte auch die morgendliche Dosis nach 4 Stunden noch nicht gewirkt haben, macht es Sinn, vormittags nochmals eine halbe Dosis nachzunehmen – wieder mit viel Flüssigkeit (Wasser und danach Kräutertee). Wenn sich in den 2 Stunden danach noch immer nichts »bewegt«, machen Sie am besten einen Einlauf.

Warum soll ich keine pflanzlichen Abführmittel einsetzen?

Unser Darmpassagepulver »Hydrocol« ist ein von uns eigens entwickeltes, sogenanntes salinisches Abführmittel, das über Osmose wirkt und somit die Darmschleimhaut nicht reizt. Es erhöht das Wasservolumen im Darm und löst alte Ablagerungen von den Darmwänden. Abführhilfen auf pflanzlicher Basis (Sennes, Cassia Fistula etc.) wirken chemisch über Reizung der Darmwand und greifen stärker in den Gesamtorganismus ein. Sie sind daher schwieriger zu dosieren als salinische Abführmittel – dementsprechend sind sie für unsere Form des Heilfastens ungeeignet. Salinische Alternativen zu Hydrocol sind Glauber- oder Bittersalz.

Darf ich meine Nahrungsergänzungen weiternehmen?

Während der Entlastungs- und Aufbauphase prinzipiell ja. In der intensiven Fastenphase sollten Sie die Einnahme aussetzen.

Was mache ich bei Kopfschmerzen?

Zuerst einmal: viel, viel Wasser trinken. Wasser ist das Haupt(ab)transportmittel für alle Giftstoffe, die aus den Geweben freigesetzt werden. Findet der Abtransport nicht ausreichend statt, zirkulieren diese weiter im Körper und können auch Kopfschmerzen verursachen.

Zweite Maßnahme: ein zusätzlicher Wassereinlauf (oder auch eine Colon-Hydro-Behandlung). Ein solcher wirkt im Allgemeinen innerhalb von Minuten.

Auch ein zu niedriger Blutdruck kann Kopfschmerzen machen. Denken Sie im Zweifelsfall also auch noch daran, Ihren Blutdruck zu messen.

Was tun bei Schwindel und Kreislaufproblemen?

Schwindel und niedriger Blutdruck können ebenfalls eine Reaktion auf zu wenig Wasser im Körper sein. Einerseits verbrauchen die salinischen Abführhilfen Wasser, andererseits ist Ihre Ernährung während der Fastenzeit viel salzärmer. Folge davon ist, dass Sie auf natürliche Weise Ihre Gewebe »entwässern«. Ein durchaus positiver Effekt, der sich aber durch eine reaktive Blutdrucksenkung vorübergehend unangenehm bemerkbar machen kann – bis der Körper sich an die neuen, gesünderen Verhältnisse gewöhnt hat.

Ich fühle mich ständig müde – wie kommt das?

Trinken Sie Ihre Säfte? Ruhen und schlafen Sie ausreichend? Gehen Sie regelmäßig ins Freie? Generell gilt: Sofern Sie Ihre Säfte wie vorgesehen zu sich nehmen, steht Ihnen mit hoher Wahrscheinlichkeit ausreichend Energie für die Bewältigung Ihres Alltags zu Verfügung. In den allermeisten Fällen ist Müdigkeit beim Fasten ein Zeichen von Rückvergiftung durch unzureichende Ausleitung.

Darf bzw. soll ich meine Medikamente weiter nehmen?

In aller Regel werden Dauermedikationen fortgesetzt. Durch den entlastenden Effekt des Heilfastens kann es allerdings vorkommen, dass sich zum Beispiel Ihr sonst erhöhter Blutdruck von selbst einpendelt und die übliche Medikamentendosis vorübergehend zu hoch ist. Ähnliches gilt für Diabetiker: Während des Heilfastens reguliert der Körper den Blutzuckerspiegel meist viel besser. In beiden Fällen empfehlen wir regelmäßig zu messen und gegebenenfalls mit Fastenarzt bzw. -ärztin Rücksprache zu halten, ob eine einstweilige Reduktion nötig ist.

Welche Körperhygieneprodukte darf ich verwenden?

Wir empfehlen Ihnen, während des großen Heilfasten-Rests (und generell auch für die

Zeit danach) basische Körperpflegeprodukte zu verwenden. Vorsicht: nicht zu verwechseln mit »pH-neutral« – diese Produkte liegen nämlich im sauren pH-Bereich!

Darf ich zusätzliche Tees trinken?

Ja, zusätzliche Kräuterteemischungen (wie z. B. ein Basentee) sind gut möglich. Ebenso grüner Tee, Matcha oder Mate als passende »Energizer«. Auch Rotbusch- oder Honigbuschtee ist neutral und stört die Kur nicht. Schwarztees und Früchtetees sollten weggelassen werden ebenso aromatisierte Tees jeglicher Art.

Muss ich eigentlich Säfte trinken?

Unser Wunderleicht-Heilfasten-Reset ist kein »Nullfasten«. Er ist so konzipiert, dass Sie auch während der intensiven Fastenwoche genug Kraft für Ihre Alltagspflichten haben und Ihr Körper trotz der starken Entlastung alle Vitalstoffe bekommt, die er braucht. Um Müdigkeit und Erschöpfung zu vermeiden, empfehlen wir Ihnen deshalb, Ihrem Körper zumindest zweimal pro Tag einen Energieschub in Saftform zu gönnen. Sollten Sie bei den Säften Probleme mit Fructose oder Histamin haben, stellen wir Ihnen unter folgendem Link eine zusätzliche Anleitung zur Verfügung: www.wunderleicht.link/resetbonus.

Muss ich täglich Basenbrühe essen?

Die tägliche Gemüsebrühe wärmt von innen und versorgt Ihren Körper, zusätzlich zum Basenpulver, mit weiteren basenbildenden Mineralstoffen. Sie muss nicht unbedingt täglich genossen werden, ist aber für die meisten Fastenden eine willkommene, würzige Abwechslung.

Darf ich auch mittags Brühe essen?

Ja. Achten Sie allerdings darauf, dass Sie nicht alle Saftmahlzeiten durch Gemüsebrühe ersetzen. Die Brühe enthält so gut wie keine Kalorien, also keine zusätzliche Energie für den Alltag. Sie können natürlich auch kombinieren: zuerst ein wenig Gemüsebrühe und anschließend den Saft zu sich nehmen.

Ist das Saftfasten mit Wasser-/Nullfasten vergleichbar?

Das Saftfasten erzielt wunderbare Effekte, ähnlich dem Wasserfasten, ist jedoch weitaus einfacher handzuhaben. Beim strengen Null-Kalorien-Fasten riecht man häufig nach Ketose. Dieser Geruch verschwindet schon bei kleinen Zugaben von Gemüse- und Obstsäften und Gemüsebrühen, wie wir sie bei der Wunderleicht-Methode verwenden.

Wieso ist mir kälter als sonst?

Wir nehmen während der Fastenwoche viel weniger Kalorien zu uns. Diese Wärmeeinheiten gehen dem Körper dann natürlich ab, besonders wenn es draußen auch noch kalt ist. Entsprechend empfehlen wir, sich während der Fastenwoche lieber etwas wärmer anzuziehen als üblich. Abhilfe schaffen können wir mit wärmendem Ingwertee oder heißen Basenbädern. Auch körperliche Bewegung heizt natürlich auf. Und, wenn das für Sie verlockend klingt: Ein gemäßigter Saunagang wärmt ordentlich auf und unterstützt zusätzlich den Reinigungseffekt der Kur. Achten Sie dabei darauf, ausreichend zu trinken, um den Kreislauf stabil zu halten.

Verliere ich nicht zu sehr an Muskelmasse?

Es stimmt zwar, dass der Organismus während des Heilfastens auf die Eiweißreserven des Körpers zurückgreift, aber dieser Effekt betrifft nicht primär unser Muskeleiweiß. Der Fastenstoffwechsel verbraucht zuerst die funktionsuntüchtigen Eiweißkomplexe. Das ist genau einer der Effekte, die das Heilfasten so wertvoll machen. Unterstützend ist es dennoch ratsam, auch während der Intensivwoche ein mäßiges und regelmäßiges körperliches Training beizubehalten. Falls Sie in Ihrer Nähe ein Fitnessstudio haben, ist dies vielleicht auch der perfekte Anlass für einen Probemonat ...!

Leidet meine Darmflora unter den vielen Einläufen?

Entgegen vielen Spekulationen ist es nachweislich nicht möglich, Darmbakterien einfach mit Wasser aus dem Darm zu eliminieren. Eigentlich ist genau das Gegenteil der Fall: Einläufe und Colon-Hydro-Behandlungen befreien den Organismus von altem, oft fauligem oder gärigem Darminhalt. Dadurch helfen Sie mit, den »Boden« für eine gute und gesunde Bakterienvielfalt in Ihrem Darm vorzubereiten.

Soll ich im Anschluss ein Probiotikum einnehmen?

Sollte Ihre Darmflora allgemein geschwächt sein, dann ist die Aufbauphase der ideale Zeitpunkt für die Einnahme eines guten Probiotikums. So können Sie die gesunde Vielfalt Ihrer Darmflora wieder aufbauen. Das verbesserte Darmmilieu und die ausgewogene Ernährung werden positiv dazu beitragen. Weitere Informationen zum Darmaufbau erhalten Sie von uns im Bonus zum Buch unter: www.wunderleicht.link/resetbonus.

Kann ich statt der Wunder-Produkte auch andere nehmen?

Selbstverständlich. Achten Sie jedoch unbedingt darauf, dass es sich dabei möglichst um Reinsubstanzen handelt und keine unnötigen Zusatz-, Farb-, Geschmacks- und Konservierungsstoffe oder technologischen Zusätze wie Binde- oder Trennmittel enthalten sind. Bei der Auswahl an Heilkräutern sollte größtenteils eine Übereinstimmung und Apothekenqualität gegeben sein.

Ich vertrage Hülsenfrüchte schlecht, was tun?

Hülsenfrüchte sind für uns eine ideale pflanzliche Eiweißquelle. Doch nicht alle Menschen sind in der Lage, diese gut zu verdauen, vor allem dann, wenn der Darm schon über längere Zeit geschwächt ist. Auch die Beschaffenheit des Mikrobioms kann hier eine wesentliche Rolle spielen. Aber Hülsenfrucht ist nicht gleich Hülsenfrucht für unsere Körper. Da gibt es große individuelle Unterschiede in der Verträglichkeit zwischen Linsen, Erbsen oder Bohnen. Hier können Sie nur selbst für sich herausfinden, was Ihnen am besten bekommt.

Zur besseren Verträglichkeit sollten Sie alle Hülsenfrüchte über Nacht einweichen und das Einweichwasser vor dem Kochen wegschütten. Aufgewärmte Hülsenfrüchte oder solche aus der Konserve sind generell schwieriger zu verdauen als frische. Geschälte Hülsenfrüchte sind in der Regel leichter verdaulich. Dazu gehören z. B. gelbe und rote Linsen, sowie Moong Dal. Auch Tofu wird meist gut vertragen.

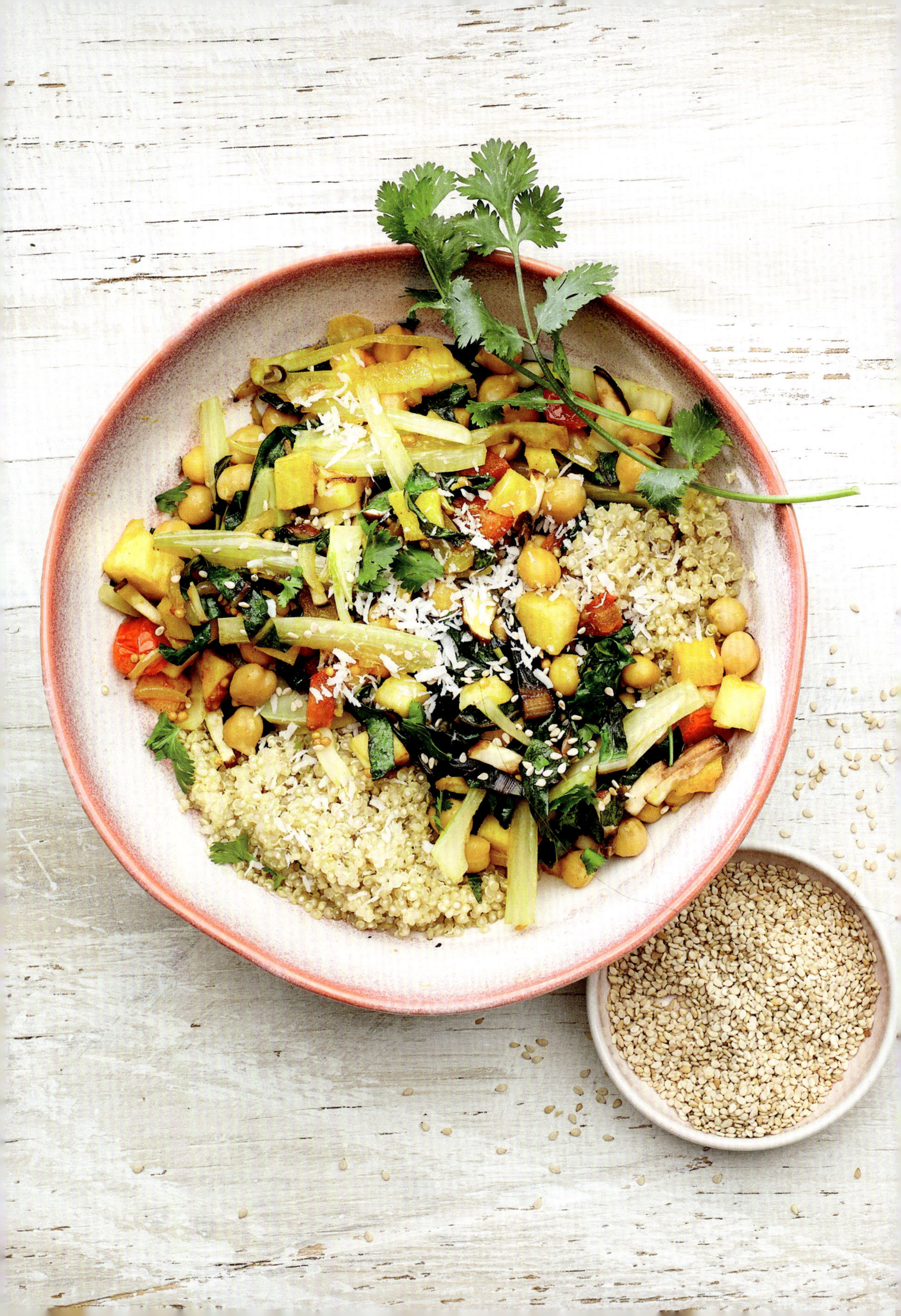

REZEPTE FÜR IHREN Wunderleicht Reset

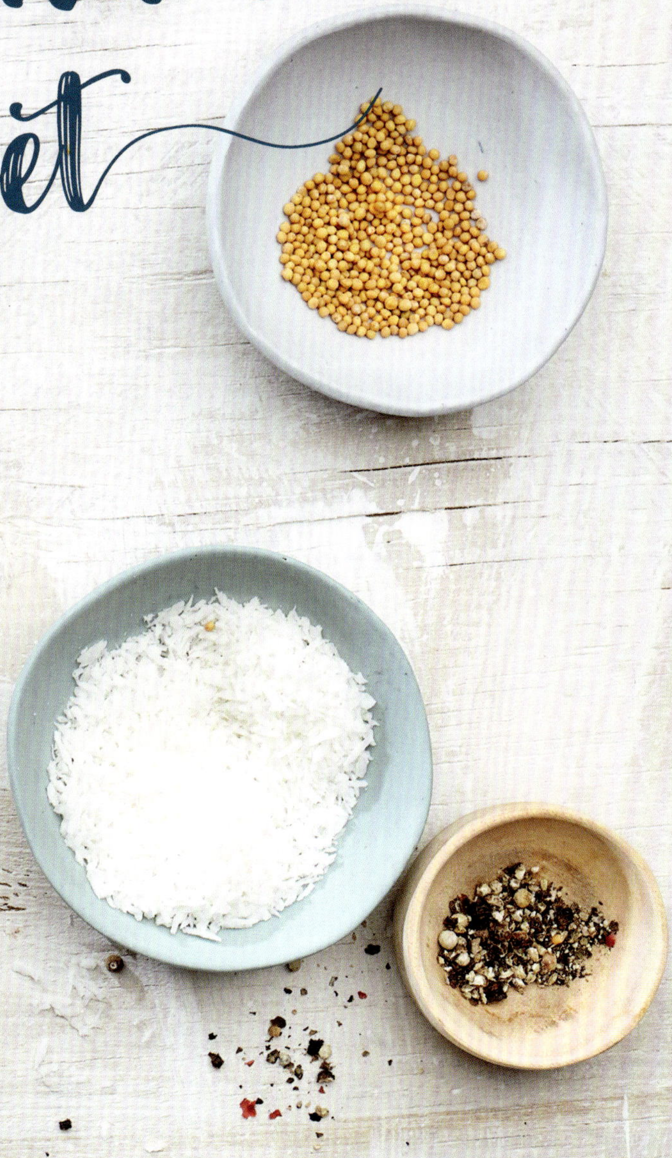

FRÜHSTÜCK

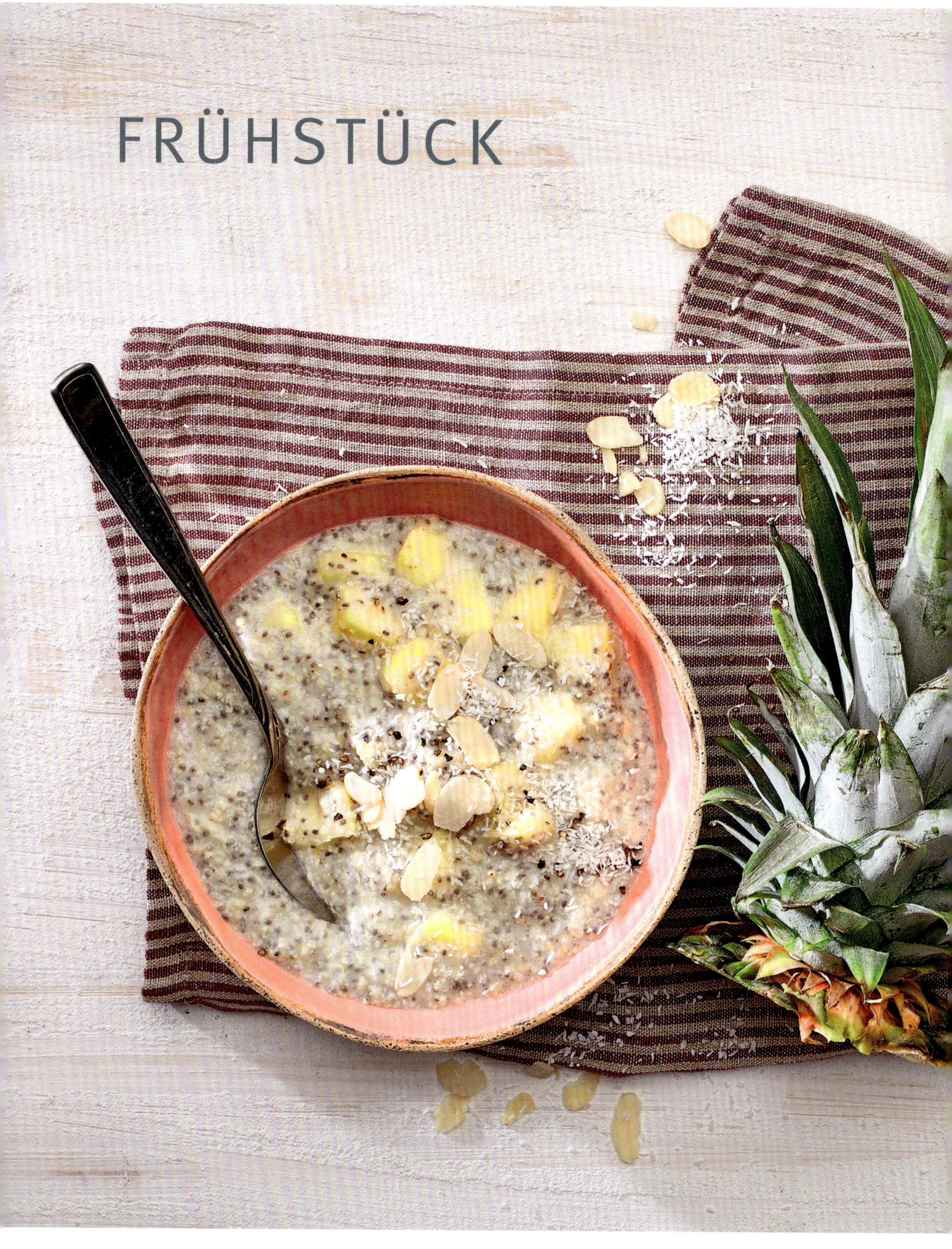

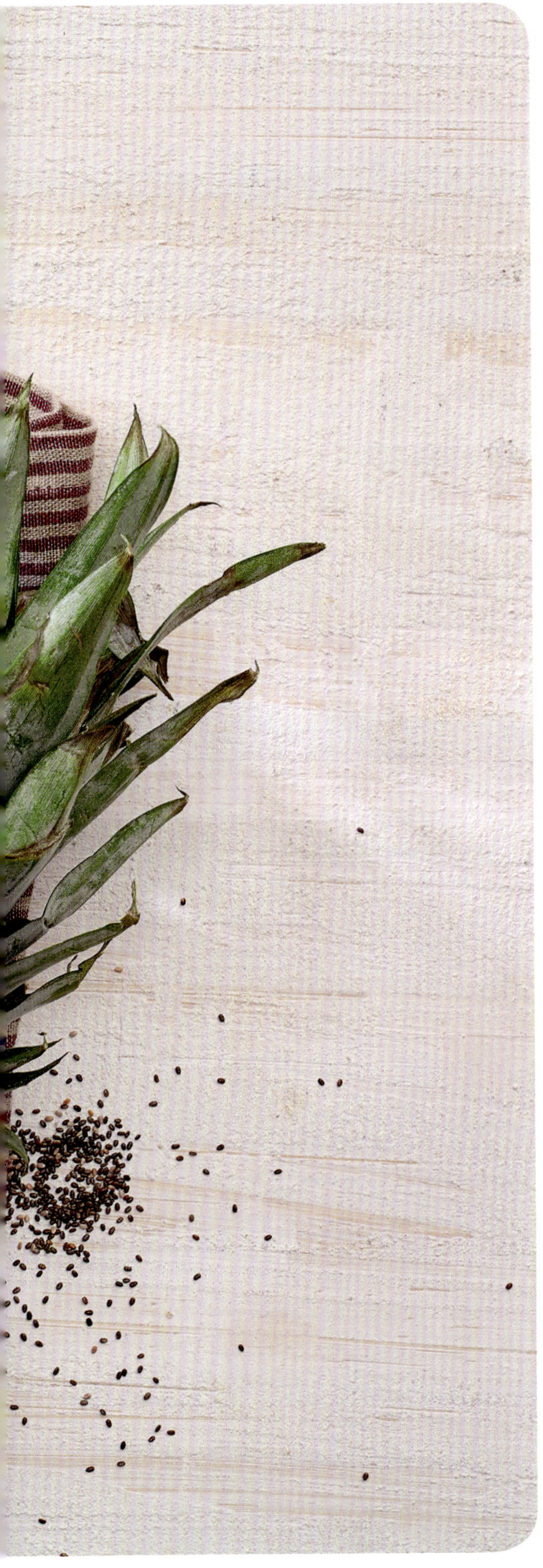

Kokos-Ananas-Hirsebrei

Ab der 1. Aufbauwoche

Für 1 Portion
15 Min.

1 EL Kokosraspeln (15 g) • 1 EL Mandelblättchen (10 g) • 200 ml Wasser • 3 EL Hirsegrieß oder Hirseflocken (40 g) • 1 EL Chiasamen (15 g) • 1 Handvoll frische Ananasstückchen (50 g) • 60 ml Kokosmilch • 1 Msp. Vanilleschote, gemahlen

- Kokosraspeln zusammen mit den Mandelblättchen in einem Topf kurz erhitzen, bis sich ein angenehmer Duft ausbreitet, dann mit Wasser ablöschen. Unter Rühren den Hirsegrieß einrieseln lassen und zusammen mit den Chiasamen und Ananasstückchen aufkochen. Die Kokosmilch einrühren und den Topf von der Hitze nehmen.

- Den köstlichen Morgenbrei in einer hübschen Schale anrichten und mit ein wenig gemahlener Vanille vollenden.

Wohltuender Hafer-Porridge

Ab der 1. Aufbauwoche

Für 1 Portion
15 Min.

3–4 EL Haferflocken (50 g) • 2–3 Dörraprikosen • 150–200 ml Wasser • 1 EL weißes Mandelmus • 1 EL Haselnüsse, gehackt • Zimtpulver • optional: 1 TL Ahornsirup (oder ein anderes geeignetes Süßungsmittel)

- Haferflocken in einen Topf geben und ohne Fett kurz anschwitzen. Aprikosen klein schneiden und mit dem Wasser hinzufügen. Etwa 3–5 Minuten bei niedriger Temperatur köcheln lassen. Dabei immer wieder umrühren, zuletzt das weiße Mandelmus und die gehackten Haselnüsse einrühren.

- In einer hübschen Schale anrichten, mit etwas Zimtpulver verfeinern und optional mit Ahornsirup oder einem anderen geeigneten Süßungsmittel vollenden. An den Tisch setzen und in Ruhe genießen.

Herzhaftes Power-Frühstück

Ab der 2. Aufbauwoche

Für 1 Portion
20 Min.

1–2 Polentaschnitten • 1 TL Kokosöl • 100 g gekochte Kichererbsen • Bohnenkraut • Kreuzkümmelpulver • 1 EL weißes Mandelmus • 1 EL Zitronensaft • Kräutersalz (Natursalz) • 1 Knoblauchzehe • 1 Paprikaschote (150 g) • schwarzer Pfeffer • 1 EL Olivenöl • frische Petersilie

- Den Backofen auf 200 °C Umluft vorheizen. Die Polentaschnitte(n) mit etwas Kokosöl in einer Pfanne anbraten.

- Die Kichererbsen mit Bohnenkraut, Kreuzkümmel, Mandelmus, etwas Zitronensaft, Salz und optional mit 1 Knoblauchzehe fein pürieren.

- Die Paprika in große Stücke schneiden und in eine Ofenform geben. Pfeffern, mit dem Olivenöl beträufeln und die Form mit den Paprikastücken in den Ofen stellen. Nach 5 Minuten (oder wenn die untere Seite leicht dunkel ist) die Paprika wenden und nochmals 5 Minuten backen.

- Alles auf einem hübschen Teller anrichten, mit etwas frisch gehackter Petersilie vollenden und vielleicht sogar einfach als genussvollen Brunch genießen.

Mabons Lieblingsmüsli mit Erdbeeren

Ab der 2. Aufbauwoche

Für 1 Portion

10 Min. + Einweichzeit über Nacht

3 EL Haferflocken • 1 EL Braunhirsemehl • 1 EL (grüne) Rosinen • 1 EL Leinsamen, geschrotet • 200 ml Wasser • 1 Handvoll Erdbeeren • 100 g Sojajoghurt • 1 EL Mandelblättchen • 1 EL Kokosflocken • 1 Msp. Vanille, gemahlen

- Haferflocken, Braunhirsemehl, Rosinen und den geschroteten Leinsamen in einer Schale vermengen, Wasser zugeben und über Nacht einweichen lassen.

- Am Morgen die Erdbeeren würfelig schneiden und zusammen mit dem Sojajoghurt unterrühren. In einer hübschen Schale anrichten, mit Mandelblättchen und Kokosflocken bestreuen und mit etwas gemahlener Vanille vollenden.

Mango-Spinat-Smoothie

Ab der 2. Aufbauwoche

Für 1 Portion

5 Min.

2 Handvoll Spinat oder Mangold (100 g) • ½ reife Mango (150 g) • 1 Schuss Zitronensaft (30 ml) • Wasser (Eiswürfel) • 1 EL weißes Mandelmus • 1 Prise gemahlene Vanille

- Den Spinat waschen und die Mango schälen. Alle Zutaten mit Wasser (und evtl. ein paar Eiswürfeln) im Smoothiemixer schön cremig pürieren.

- In einer Schale anrichten, mit etwas gemahlener Vanille vollenden und in Ruhe mit einem Löffel genießen.

MITTAGESSEN

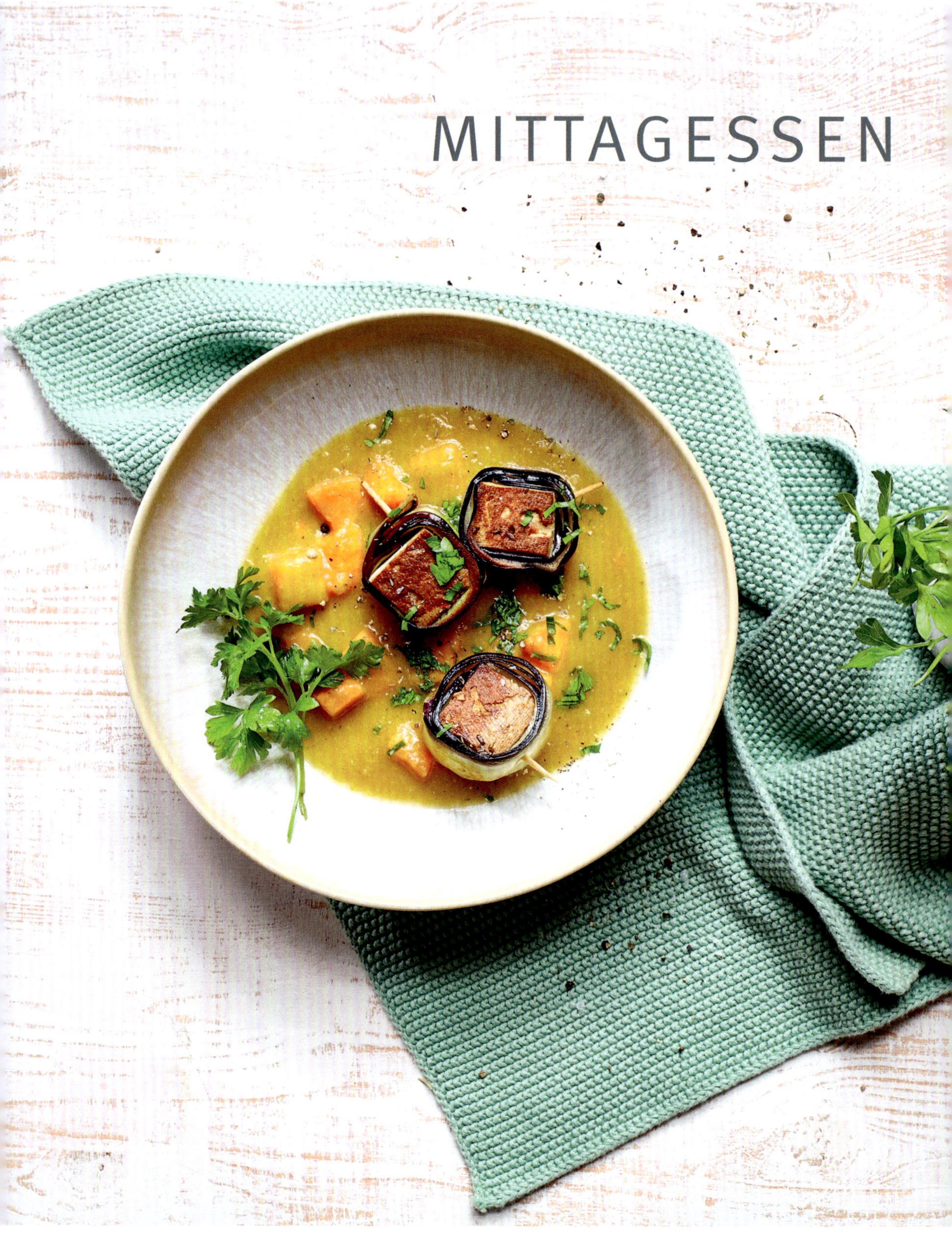

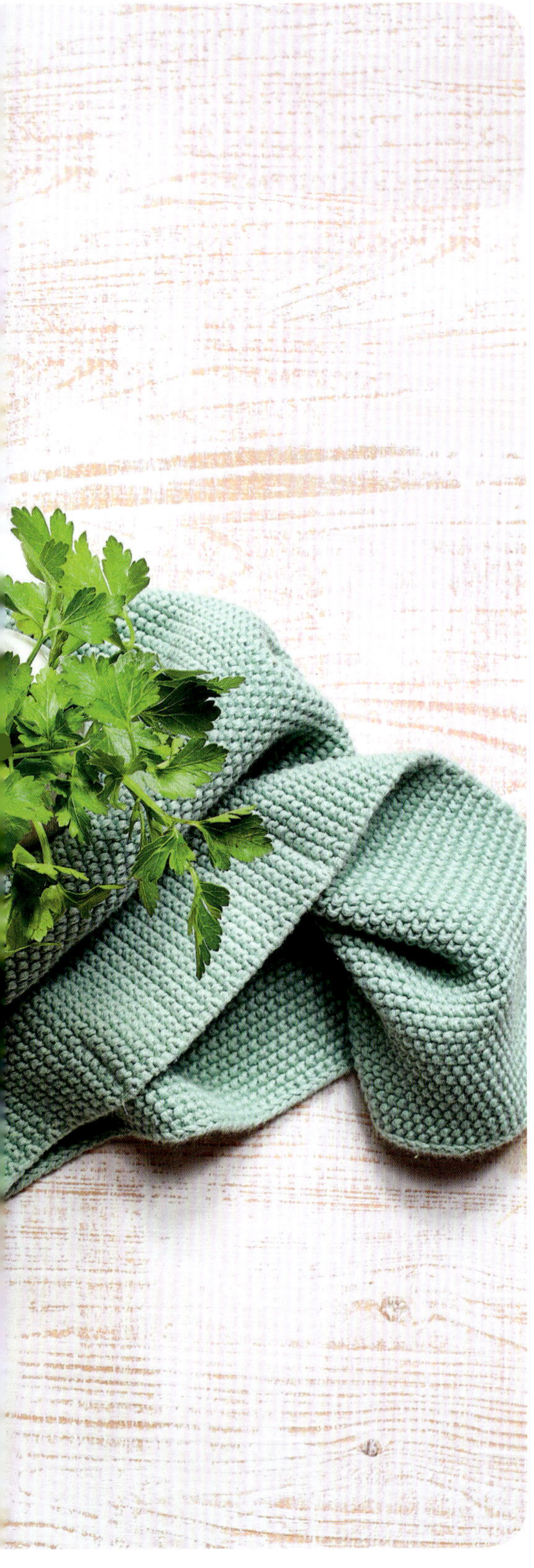

Tofu im Auberginen-Mantel

Ab der 1. Aufbauwoche

Für 1 Portion
30 Min.

1 mittlere Süßkartoffel (80 g) • 200–250 ml Basenbrühe • 1 Stück Lauch (25 g) • 1 Schuss Kokosmilch (30 ml) • Natursalz (bzw. Kräutersalz in der 1. Aufbauwoche) • schwarzer Pfeffer • Kreuzkümmelpulver • Korianderpulver • ½ kleine Aubergine (70 g) • 75 g Räuchertofu • 1 EL Kokosöl • frischer Koriander oder Petersilie

- Die Süßkartoffel in 1,5 cm große Würfel schneiden, in einen Topf mit der Basenbrühe geben und aufkochen. Den Lauch der Länge nach vierteln, fein schneiden und zusammen mit der Süßkartoffel 10 Minuten kochen.

- Drei Viertel der Würfel herausnehmen und den Rest mit Kokosmilch und den Gewürzen zu einer Soße mixen. Die übrigen Würfel mit der Soße vermengen und zugedeckt stehen lassen.

- Die Aubergine (am besten mit dem Gemüseschäler) in dünne, längliche Streifen schneiden. Den geräucherten Tofu in etwa 2 × 3 cm große Würfel schneiden, dann mit den Auberginenstreifen umwickeln und kurze Zeit in Kokosöl braten.

- Alles auf einem Teller anrichten, mit etwas gehacktem Koriander vollenden und in Ruhe langsam genießen.

Buntes Ratatouille auf Polenta

Ab der 1. Aufbauwoche

Für 1 Portion
35 Min.

- ½ kleine Zucchini, grün (80 g)
- ½ kleine Zucchini, gelb (80 g)
- ¼ kleine Aubergine (50 g)
- 1 große Tomate (120 g)
- 75 g Tofu
- 1 TL Kokosöl
- Natursalz (bzw. Kräutersalz)
- schwarzer Pfeffer
- 1 EL Olivenöl
- Kräuter, frisch oder getrocknet (z. B. Oregano, Salbei, Majoran, Basilikum)
- 1 Zitrone
- 200 ml Basenbrühe
- ½ Tasse Polenta (= Maisgrieß; 60 g)
- Natursalz (bzw. Kräutersalz)
- 1 EL Olivenöl
- 1 EL Soja-Sauerrahm (bzw. Ziegengervais ab der 2. Aufbauwoche)
- Schnittlauch, frisch

Den Backofen auf 170 °C vorheizen. Das Gemüse waschen und die Zucchini in etwa 1 cm dicke Scheiben und die Aubergine und Tomate in 5 mm dicke Scheiben schneiden.

Den Tofu zerbröseln und gemeinsam mit den Gemüsescheiben in einer Pfanne kurz beidseitig mit etwas Kokosöl anbraten. Anschließend das Gemüse und den Tofu mit Kräutersalz und Pfeffer abschmecken und in eine Auflaufform schichten.

Eine Marinade aus Olivenöl zusammen mit allen Kräutern und etwas Zitronensaft und Zitronenschalenabrieb zubereiten und zum Gemüse geben. Anschließend in den Backofen stellen und bei 170 °C in 20–25 Minuten garen.

Die Basenbrühe zum Kochen bringen und die Polenta unter Rühren einrieseln lassen. Weiterrühren, kurz aufkochen lassen und dann von der Hitze nehmen. Etwas Salz und das Olivenöl einrühren und für 10 Minuten zugedeckt stehen lassen.

Die Polenta auf einem flachen Teller anrichten und das fertige Ratatouille-Gemüse darüberschichten. Etwas Soja-Sauerrahm oder Ziegen-Gervais dazugeben und mit etwas frisch gehacktem Schnittlauch vollenden.

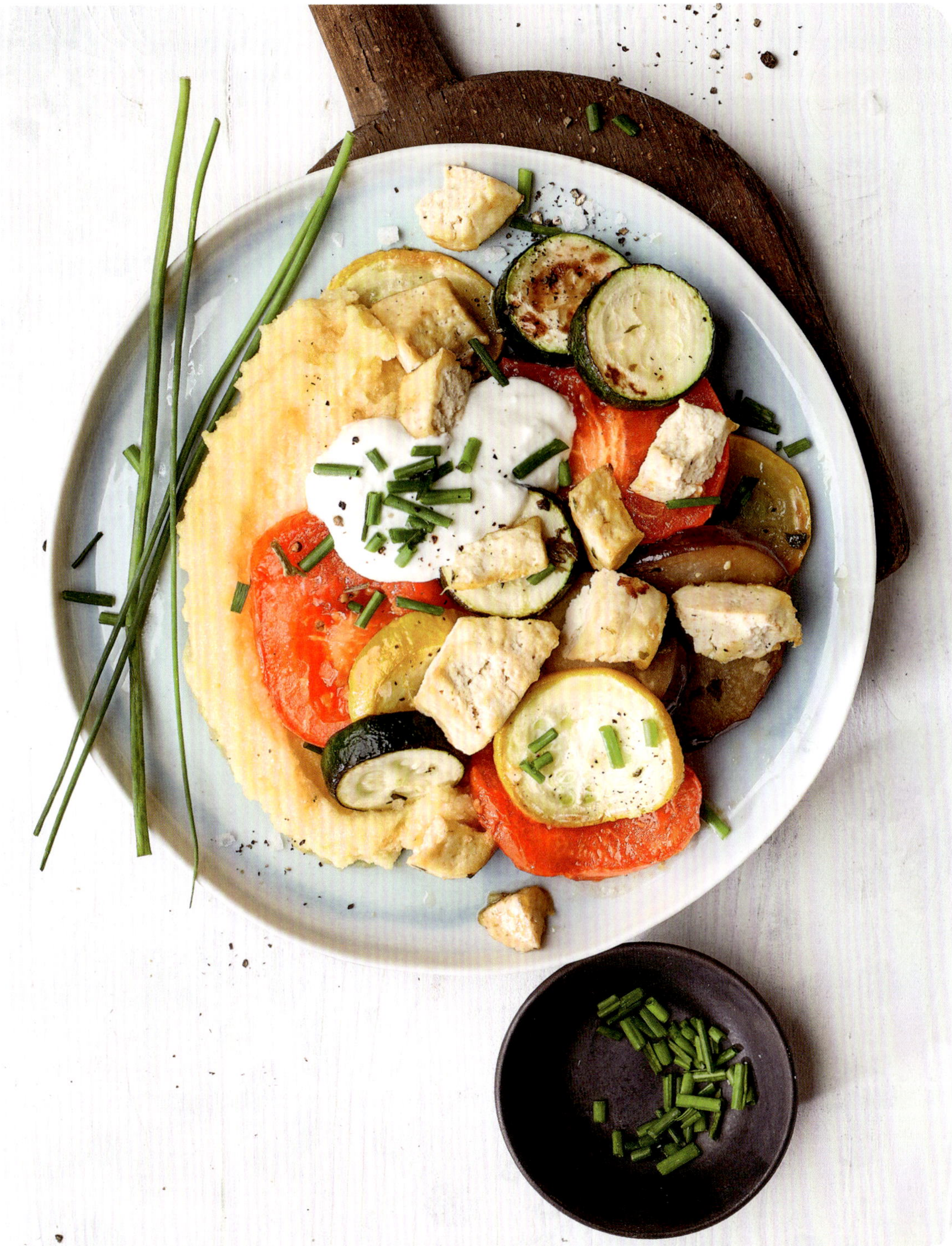

Pilzbratlinge mit Kartoffel-Sellerie-Püree

Ab der 1. Aufbauwoche

Für 1 Portion
35 Min. + Einweichzeit Linsen

- ½ Tasse Tellerlinsen (60 g)
- 200–250 ml Basenbrühe
- 1 mittlere Kartoffel, mehligkochend (80 g)
- ¼ Sellerieknolle (100 g)
- 200–250 ml Basenbrühe oder Wasser
- 1 Handvoll frische Pilze (40 g)
- ½ Karotte (40 g)
- 1 Stück Lauch (25 g)
- frischer Liebstöckel
- 1 EL Linsenmehl
- 1 EL Olivenöl
- Natursalz (bzw. Kräutersalz)
- schwarzer Pfeffer
- optional: 1 Knoblauchzehe
- 1 TL Kokosöl
- 1 Schuss Sojadrink (30 ml)
- Muskatnuss

- Die Linsen am besten schon am Morgen in Wasser einlegen. Kurz vor der Zubereitung abseihen, das Einweichwasser wegschütten.

- Die Linsen zusammen mit der Basenbrühe in einem Topf zum Kochen bringen und 15 Minuten lang köcheln lassen, evtl. etwas Flüssigkeit nachgießen.

- Die Kartoffel waschen, den Sellerie schälen und beides in 1,5 cm große Würfel schneiden. In einem Topf mit Basenbrühe in etwa 15 Minuten weich kochen.

- Die Pilze klein schneiden. Das Gemüse waschen, die Karotte mit einer Küchenreibe raspeln und den Lauch längs vierteln und fein schneiden. Den Liebstöckel abbrausen und fein hacken.

- Alles zusammen mit den gekochten Linsen, dem Linsenmehl und Olivenöl zu einer geschmeidigen Masse verarbeiten (dazu evtl. mit dem Stabmixer noch etwas pürieren). Den Teig mit Salz und Pfeffer abschmecken und nach Belieben (und Verträglichkeit) 1 Knoblauchzehe hineinpressen.

- In der Pfanne 1 TL Kokosöl heiß werden lassen. Mit einem Löffel Bällchen in die Pfanne setzen und sanft flach drücken. Auf beiden Seiten goldbraun anbraten.

- Das Kartoffel-Sellerie-Gemüse zusammen mit dem Sojadrink zu einem cremigen Püree verarbeiten. Mit Muskat und etwas Salz würzen.

- Alles gemeinsam auf dem Teller hübsch anrichten, mit etwas frischem Liebstöckel vollenden und in völliger Ruhe und Entspannung genießen.

Tipp Für das Linsenmehl die getrockneten Linsen einfach in der Getreidemühle, im Standmixer oder aber auch mit einer Kaffeemühle fein mahlen.

Express-Genuss-Eintopf

Ab der 1. Aufbauwoche

Für 1 Portion
15 Min.

- 1 Stück Lauch (25 g)
- 2 mittelgroße Kartoffeln, mehligkochend (150 g)
- ½ Karotte (40 g)
- 1 TL Kokosöl
- Kurkumapulver
- 70 g Masoor Dal (oder rote Linsen)
- 200–250 ml Basenbrühe
- 1 Lorbeerblatt
- optional: getrocknete Pilze (oder Pilzpulver)
- 1 EL weißes Mandelmus
- Natursalz (bzw. Kräutersalz)
- schwarzer Pfeffer
- 1 Prise Muskat

- Das Gemüse waschen, den Lauch in feine Ringe schneiden und in einem Topf mit Kokosöl anbraten. Das Kurkumapulver und den Dal bzw. die Linsen hinzufügen und unter Rühren noch etwas weiter anbraten. Dann mit der Basenbrühe ablöschen und zugedeckt köcheln lassen.

- Die Kartoffeln klein-würfelig schneiden und die Karotte längs vierteln oder halbieren und klein schneiden. Das Gemüse zusammen mit einem Lorbeerblatt und nach Belieben mit ein paar getrockneten Pilzen zu den Linsen geben.

- Alles 15 Minuten lang gar kochen lassen und bei Bedarf noch etwas Basenbrühe nachgießen, zwischendurch umrühren.

- Am Ende etwas weißes Mandelmus einrühren und mit Salz, Pfeffer und Muskatnuss abschmecken – fertig!

- In einer schönen Schale anrichten und die gewonnene Zeit in den ruhigen Genuss investieren.

Tipp Die bei vielen Rezepten erforderliche Basenbrühe muss nicht zwingend selbst zubereitet, sondern kann auch wesentlich einfacher und schneller aus 1 TL Instant-Basenbrühe von Dr. Wunder mit der entsprechenden Menge Wasser angerührt werden.

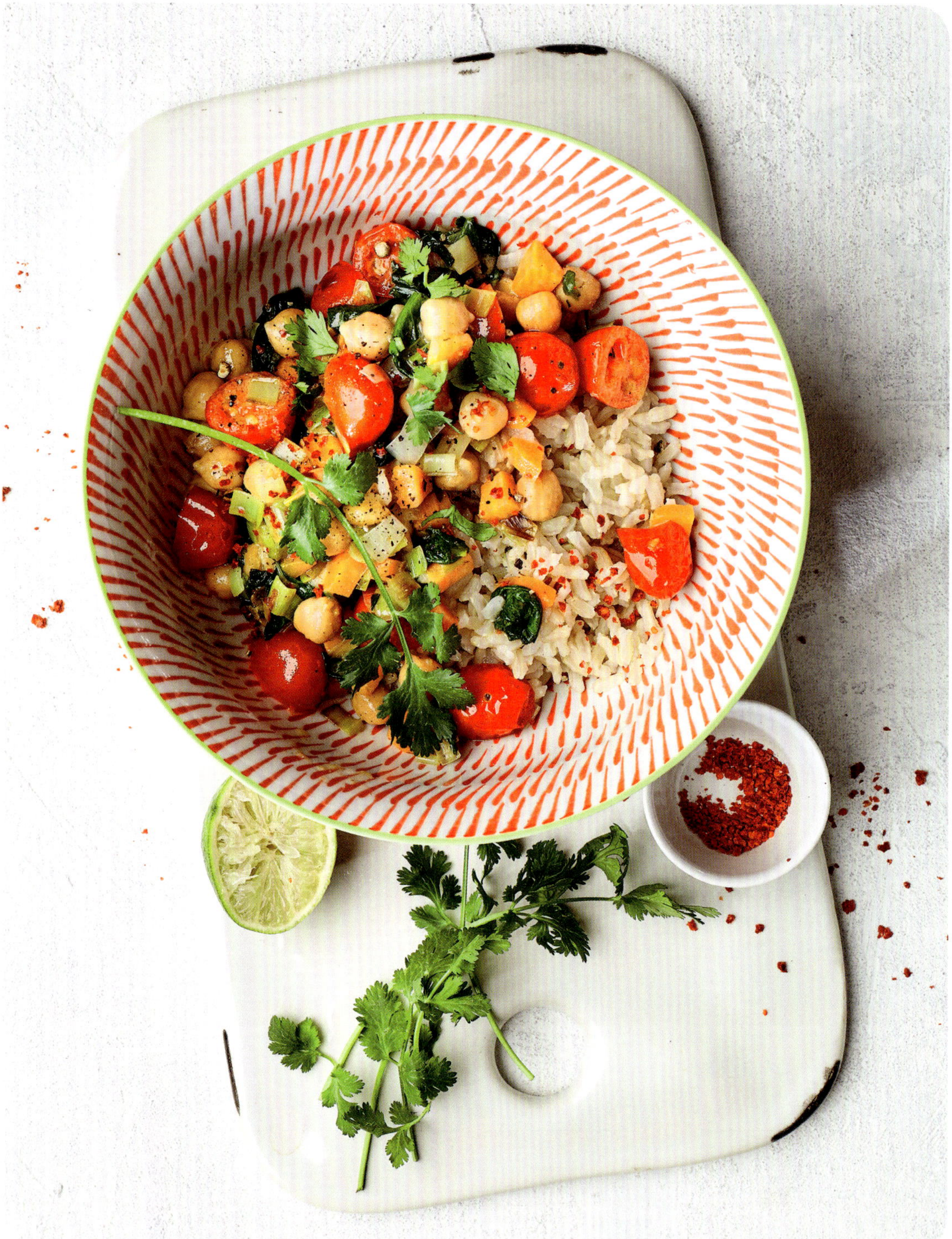

Spicy Kichererbsen-Curry mit Basmatireis

Ab der 2. Aufbauwoche

Für 1 Portion

30 Min. + Einweich- und Kochzeit für die Kichererbsen

- 70 g Kichererbsen
- 1 TL Bohnenkraut
- 60 g Natur-Basmatireis
- 8 Kirschtomaten (60 g)
- 1 Stück Lauch (25 g)
- ½ Karotte (40 g)
- 1 Handvoll Spinat (50 g)
- frischer Ingwer
- 1 TL Kokosöl
- ½ TL Garam-Masala
- 1 Msp. Kreuzkümmel
- 60 ml Kokosmilch
- 1 Knoblauchzehe
- Natursalz
- schwarzer Pfeffer
- Chiliflocken
- 1 EL Limettensaft
- frischer Koriander

Die Kichererbsen über Nacht in Wasser einweichen, kurz vor der Zubereitung abseihen und das Einweichwasser wegschütten. In einem Topf mit frischem Wasser und Bohnenkraut weich kochen (auch im Schnellkochtopf möglich).

Natur-Basmatireis im Verhältnis 1 Teil Getreide zu 2 Teilen Wasser zugedeckt etwa 30 Minuten lang gar kochen.

Das Gemüse waschen, die Kirschtomaten halbieren bzw. vierteln, den Lauch und die Karotte der Länge nach vierteln und fein schneiden. Den Spinat grob schneiden und den frischen Ingwer klein hacken.

Kokosöl in einer Pfanne erhitzen. Lauch, Ingwer, Garam-Masala und Kreuzkümmel hinzugeben und leicht anbraten. Die Kirschtomaten und Karotten hinzufügen und für weitere 3–4 Minuten braten. Dann den Spinat unterrühren und mit der Kokosmilch ablöschen.

Die Kichererbsen abseihen und in die Pfanne geben. Das überschüssige Kochwasser allerdings noch aufheben. Alles zusammen bei niedriger Hitze weitere 10 Minuten köcheln lassen.

Nach Belieben 1 Knoblauchzehe hineinpressen und dann mit Salz, Pfeffer und Chiliflocken abschmecken. Bei Bedarf das Curry noch mit etwas Kichererbsen-Kochwasser verdünnen.

Den Reis zusammen mit dem Curry in einer bunten Schale anrichten und mit etwas Limettensaft und frisch gehacktem Koriander vollenden.

Köstlicher Linsenbraten

Ab der 2. Aufbauwoche

Für 1 Portion
60 Min. + Einweichzeit für die Linsen

Für den Braten
- ½ Tasse Teller-Linsen (70 g)
- 125 ml Basenbrühe
- 2 getrocknete Tomaten
- 2 EL Chiasamen
- ½ Zwiebel (20 g)
- 1 Handvoll Champignons (40 g)
- ½ Karotte (40 g)
- 2 EL Haferflocken
- 1 EL Linsenmehl
- 2 EL Olivenöl
- 1 TL Suppenwürze
- 1 EL Tamari-Soße
- Natursalz
- schwarzer Pfeffer
- Paprika edelsüß
- Cayennepfeffer
- Thymian, frisch oder getrocknet
- ¼ Bund Petersilie
- optional: 1 Knoblauchzehe

Für die Bratensoße
- ½ Zwiebel (20 g)
- 1 EL Olivenöl
- 1 TL Buchweizenmehl
- 150 ml Basenbrühe
- 1 EL Tomatenmark
- 1 EL Tamari-Soße
- optional: ein Schuss Rotwein (30 ml)
- Natursalz
- schwarzer Pfeffer
- Majoran
- Rosmarin

Die Tellerlinsen schon am Morgen in einer Schale mit Wasser einweichen. Kurz vor der Zubereitung abseihen, das Einweichwasser wegschütten und mit Basenbrühe in einem Topf aufkochen und 20–25 Minuten lang garen. Die getrockneten Tomaten klein hacken und dazugeben. Die Chiasamen mit ein wenig heißem Wasser verrühren und etwas ziehen lassen.

In der Zwischenzeit alles Gemüse waschen, klein-würfelig schneiden und in einer Pfanne mit wenig Wasser für 5 Minuten andünsten und kurz auskühlen lassen. Den Backofen auf 200 °C vorheizen.

Danach Gemüse, Linsen, Chiasamen, Haferflocken, Linsenmehl und Olivenöl in eine Schüssel geben, gut verkneten und mit den Gewürzen abschmecken. Die Kräuter grob hacken und daruntermischen. Nach Belieben und bei guter Verträglichkeit 1 Knoblauchzehe hineinpressen. Bei Bedarf etwas (Linsen-Koch-)Wasser hinzufügen, um den Teig zu lockern.

Eine Kastenform mit Backpapier auslegen und die Bratenmasse hineingeben und festdrücken. Für 40–45 Minuten in den auf 200 °C vorgeheizten Backofen stellen.

Für die Bratensoße die Zwiebel würfeln und im Öl glasig braten, dann das Mehl darüberstäuben und kurz anschwitzen lassen. Mit der Basenbrühe ablöschen. Tomatenmark, Gewürze und nach Belieben etwas Rotwein dazugeben und 2 Minuten köcheln lassen. Mit Salz und Pfeffer abschmecken und zum Schluss die Bratensoße mit dem Pürierstab oder Blender zu einer feinen Soße mixen.

Den Braten zusammen mit der Bratensoße und gedämpftem Brokkoli oder Blumenkohl servieren.

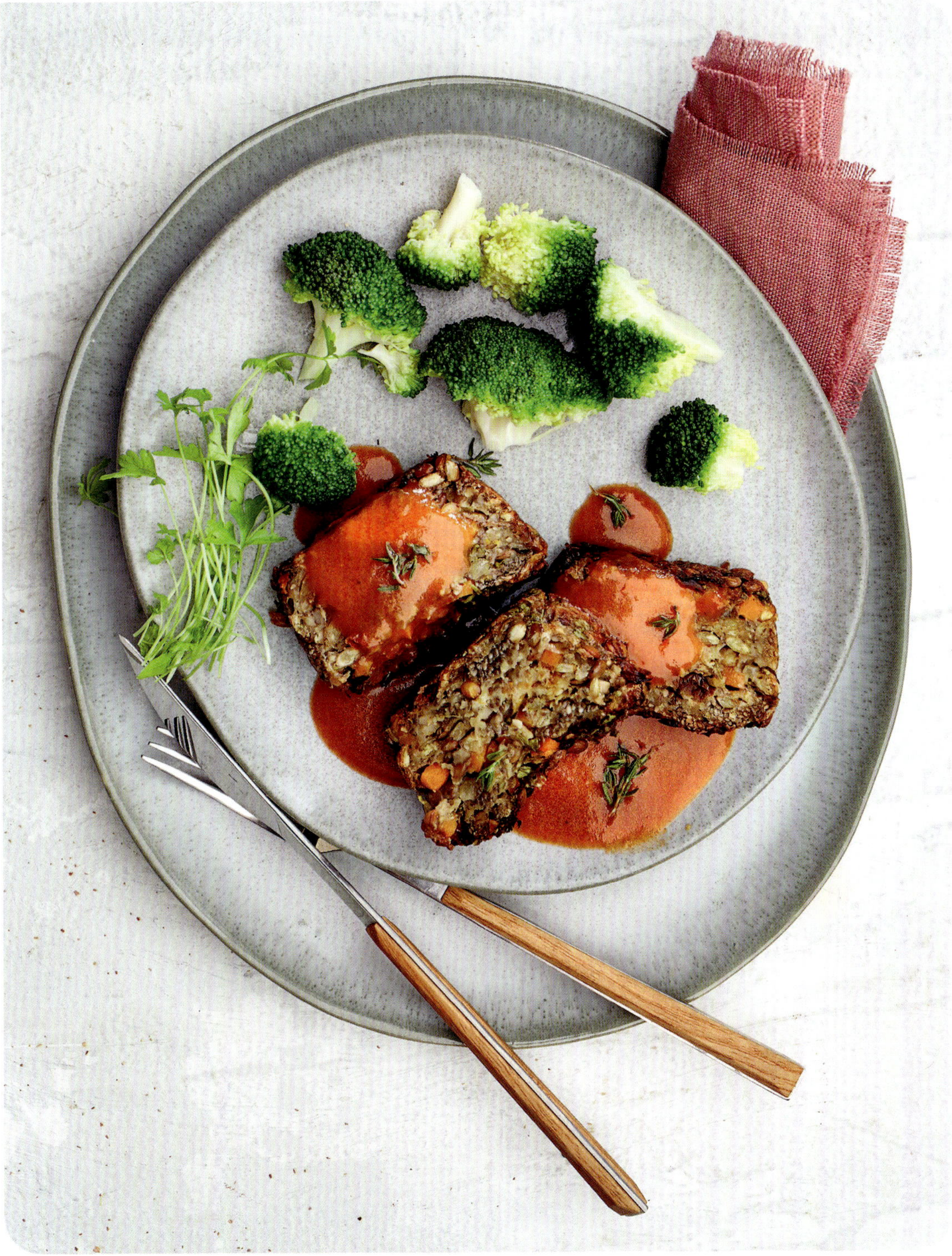

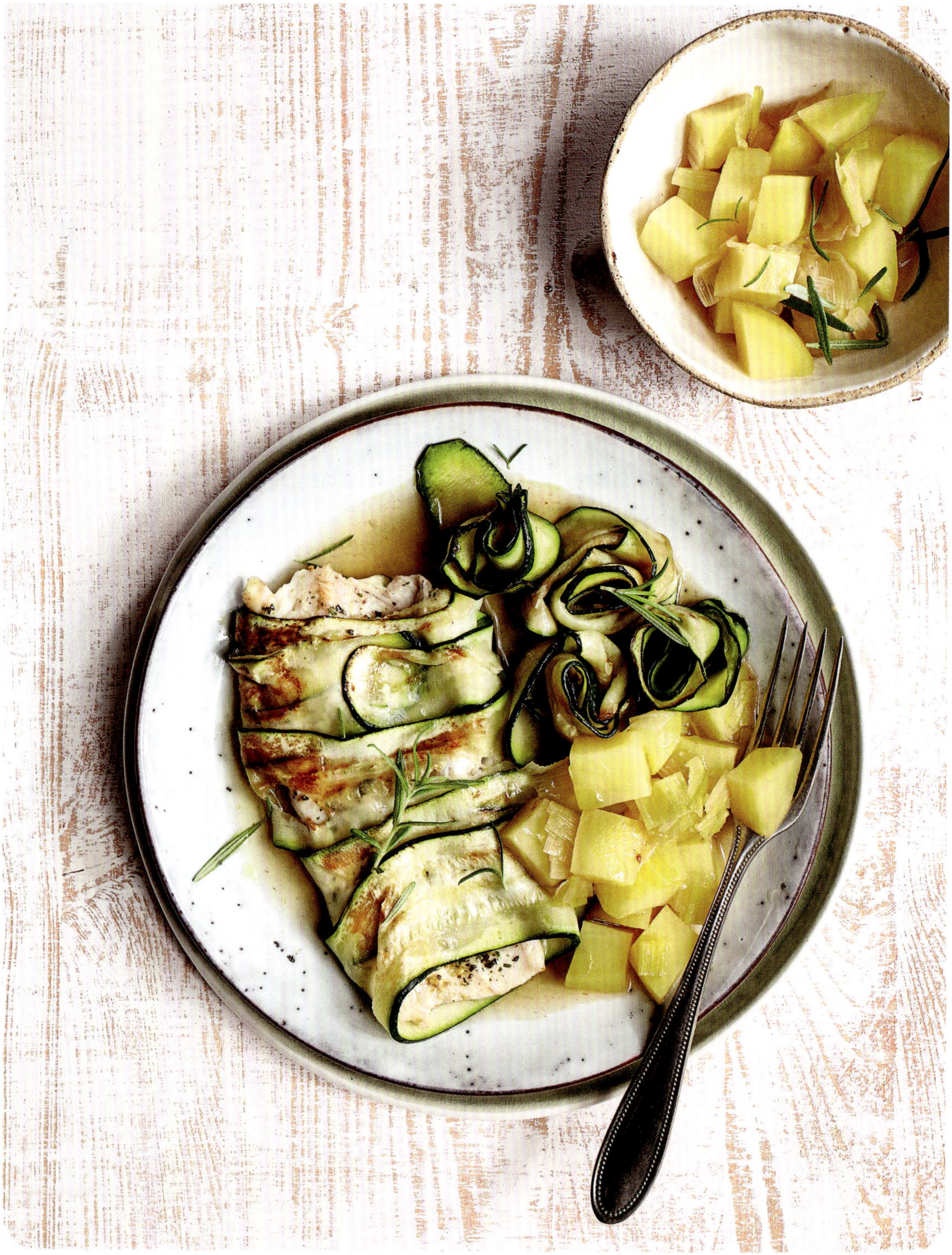

Saiblingsfilet im Aroma-Mantel

Ab der 2. Aufbauwoche

Für 1 Portion
35 Min.

2 Kartoffeln (150 g) • 1/4 Stange Lauch (25 g) • 1/2 Zucchini (125 g) • 150–200 ml Basenbrühe • Rosmarin, frisch • 120–150 g Saiblings- oder Forellenfilet • Natursalz • 1/2 Zitrone • Fischgewürz • 1 TL Kokosöl • 1 EL Olivenöl • Natursalz • optional: 1 Knoblauchzehe

- Das Gemüse waschen und die Kartoffeln in 1,5 cm große Würfel schneiden. Den Lauch längs vierteln und klein schneiden. In einen Topf geben, etwas Basenbrühe dazugeben, den Rosmarinzweig einfach drauflegen, alles zusammen aufkochen und 10–12 Minuten köcheln lassen.

- Die Zucchini (am besten mit dem Gemüseschäler) in dünne längliche Streifen schneiden. Das Saiblingsfilet leicht salzen und mit etwas Zitronenabrieb und Fischgewürz marineren und dann mit den Zucchinistreifen umwickeln. In der Pfanne mit Kokosöl von beiden Seiten braten, die übrigen Zucchinistreifen einfach mitbraten.

- Die weich gekochten Kartoffeln von der Hitze nehmen und mit Olivenöl und Salz abschmecken. Nach Belieben 1 Knoblauchzehe hineinpressen.

- Alles zusammen auf einem flachen Teller hübsch anrichten und mit etwas Zitronensaft und frischem Rosmarin vollenden.

« Saiblingsfilet im Aroma-Mantel

Lieblicher Waldorfsalat

Ab der 2. Aufbauwoche

Für 1 Portion
20 Min. + 2 Std. Ziehzeit

1/2 Sellerieknolle (150 g) • 1 saurer Apfel (100 g) • 3 EL Walnüsse (30 g) • 3 EL (vegane) Mayonnaise (60 g) • 2 EL Schaf- oder Sojajoghurt • Natursalz • schwarzer Pfeffer • 1 EL Zitronensaft • frische Petersilie

- Den Sellerie schälen und Julienne (also feine Streifen) schneiden. Dazu gibt es eigene Gemüseschneider bzw. -schäler; alternativ mit der Küchenreibe raffeln.

- Den Apfel waschen (aber nicht schälen), halbieren, 2–3 dünne Scheiben abschneiden und den Rest ebenso raffeln. Die Walnüsse grob hacken.

- In einer Schüssel die Mayonnaise mit dem Joghurt vermischen, mit Salz, Pfeffer und dem Zitronensaft abschmecken.

- Sellerie, Apfel und Walnüsse in die Schüssel geben und alles vermischen. Den Salat für mindestens 2 Stunden im Kühlschrank durchziehen lassen.

- In einer hübschen Schale anrichten, die dünnen Apfelscheiben obenauf legen und mit ein paar Petersilienblättern vollenden.

Erbsen-Zitronen-Bulgur

Ab der 1. Aufbauwoche

Für 1 Portion
30 Min.

- ½ Bio-Zitrone
- 5 Kirschtomaten
- 125 g frische Erbsen (alternativ tiefgefrorene)
- ½ (rote) Zwiebel (20 g)
- 1 Knoblauchzehe
- ½ Chilischote
- 1getrocknete Tomate
- 1 EL Kokosöl bzw. Ghee
- 1 TL Currypulver
- 200–250 ml Basenbrühe
- Natursalz bzw. Kräutersalz
- 60 g Buchweizenbulgur
- 1 EL Cashewkerne
- frische Petersilie
- frische Minze
- schwarzer Pfeffer

- Zu allererst die Zitrone mit heißem Wasser waschen, abtrocknen und danach die Schale fein abreiben und den Saft auspressen.

- Das Gemüse waschen. Zwiebel, Knoblauch, Chili (vorher entkernen!) und die getrockneten Tomaten würfelig schneiden. Die Kirschtomaten halbieren oder vierteln.

- Einen Topf erhitzen und mit Kokosöl die Zwiebel leicht anbraten. Dann Knoblauch, Chili und die getrockneten Tomaten hinzufügen und nochmals 1 Minute auf der Hitze lassen. Das Currypulver unterrühren, noch eine ½ Minute weiter anschwitzen und dann die Tomaten hinzufügen und weitere 5 Minuten unter Rühren dünsten. Alles zusammen dann mit der Basenbrühe ablöschen.

- Nun die Erbsen zugeben, aufkochen und 5 Minuten köcheln lassen. Dann den Zitronenschalenabrieb und das Salz zugeben. Den Buchweizenbulgur langsam einrühren. Den Topf von der Hitze nehmen und alles zugedeckt 10 Minuten quellen lassen.

- Die Cashewkerne grob hacken und in einer Pfanne mit etwas Fett bei mittlerer Hitze hellbraun rösten und dabei mit etwas Salz bestreuen und mit 1 EL Zitronensaft beträufeln. Wenn der Zitronensaft verdampft ist, zur Seite stellen.

- Petersilie und Minze mit kaltem Wasser kurz abbrausen, abtropfen lassen und klein hacken. Knapp vor dem Servieren mit dem restlichen Zitronensaft unter den Bulgur heben und mit Pfeffer würzen.

- Das Gericht auf einem hübschen Teller anrichten und mit den Cashewkernen und einigen ganzen Minzblättern vollenden.

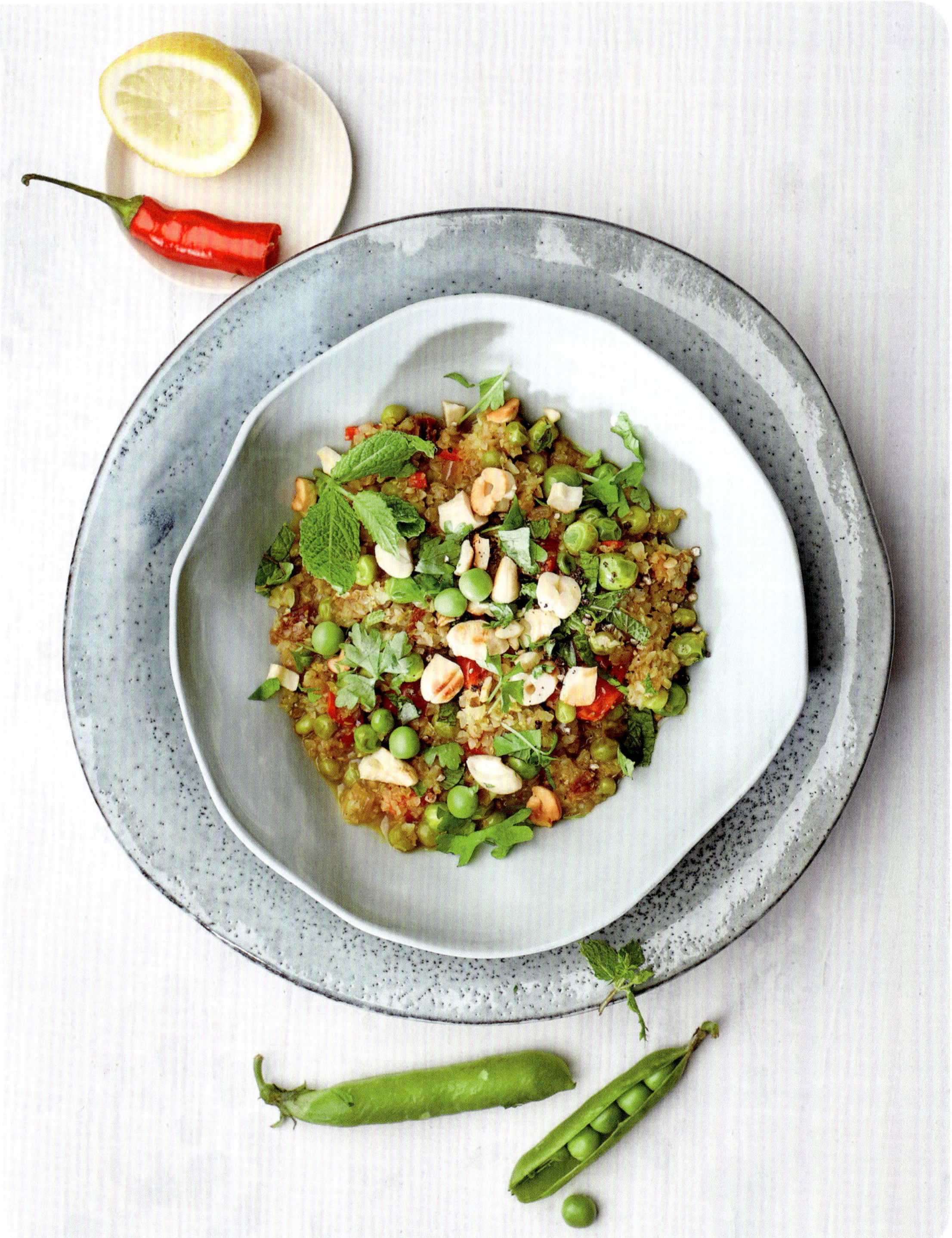

Mama Rosas Kohl

Ab der 2. Aufbauwoche

Für 1 Portion

25 Min. + 2 Std. Einlegezeit Tofu

- 75 g Tofu natur
- 1 EL Tomatenmark
- 1 EL Olivenöl
- Rosmarin, frisch oder getrocknet
- Oregano, frisch oder getrocknet
- Natursalz
- optional: 1 Knoblauchzehe
- 200–250 ml Basenbrühe
- 60 g Polenta = Maisgrieß
- 1 TL Olivenöl
- ¼ Stange Lauch
- Wirsingblätter (125 g)
- ½ rote Zwiebel (20 g)
- 1 TL Kokosöl
- 1 EL (grüne) Rosinen (20 g)
- 1 Lorbeerblatt
- Thymian, frisch oder getrocknet
- Natursalz (bzw. Kräutersalz)
- schwarzer Pfeffer
- 1 TL Kokosöl

Den Tofu in 1 cm große Würfel schneiden. Tomatenmark, Olivenöl, Rosmarin, Oregano, und Salz zu einer Marinade vermischen und die Tofuwürfel darin einlegen. Nach Belieben auch 1 Knoblauchzehe hineinpressen. Zudecken und für mindestens 2 Stunden einziehen lassen. Wem das zu aufwendig ist, der kann auch einen bereits marinierten Tofu kaufen.

Die Basenbrühe zum Kochen bringen und die Polenta unter Rühren einrieseln lassen. Weiterrühren, kurz aufkochen lassen und dann von der Hitze nehmen. Mit Salz und Olivenöl abschmecken und zugedeckt stehen lassen.

Das Gemüse waschen, den Lauch der Länge nach vierteln und fein schneiden. Die Zwiebel in kleine Würfel schneiden. Bei den Wirsingblättern die groben Stielenden entfernen und die Blätter je nach Größe vierteln oder achteln.

Kokosöl in einem Topf erhitzen und die Zwiebel darin anschwitzen. Anschließend Lauch, Wirsing, Rosinen und das Lorbeerblatt dazugeben und alles zusammen 2 Minuten anbraten. Thymian, Salz und Pfeffer dazugeben und unter gelegentlichem Umrühren für weitere 5–7 Minuten zugedeckt weich garen.

Eine Pfanne mit Kokosöl erhitzen und den marinierten Tofu darin anbraten. So lange wenden, bis er etwas fester wird und von allen Seiten eine leicht goldene Färbung bekommt.

Auf einem tiefen Teller zuerst die Polenta anrichten und danach das Kohlgemüse und den Tofu darüberschichten. Italienische Musik spielen und dabei in aller Ruhe das Gericht genießen.

Wunderleicht-Bowl

Ab der 1. Aufbauwoche

Für 1 Portion
25 Min.

- 200 ml Basenbrühe
- 60 g Quinoa
- 1 Tomate (40 g)
- ½ Pastinake (40 g)
- 3 Blätter Mangold
- 1 Handvoll Pilze (40 g)
- ¼ Fenchelknolle (40 g)
- ½ Zwiebel (20 g)
- 1 Knoblauchzehe
- frischer Ingwer
- Senfsamen
- 1 TL Kokosöl
- Kurkuma, frisch oder getrocknet
- 80 g gekochte Kichererbsen (alternativ aus dem Glas)
- Kreuzkümmelpulver
- Koriander, frisch oder getrocknet
- Natursalz
- schwarzer Pfeffer
- geschälter Sesam
- Kokosraspeln

● Basenbrühe mit der Quinoa aufkochen und 10–12 Minuten lang zugedeckt köcheln lassen.

● Das Gemüse waschen, Tomate und Pastinake klein-würfelig schneiden. Mangold, Pilze und Fenchel in feine Streifen schneiden. Zwiebel, Knoblauch und Ingwer fein hacken.

● Die Senfkörner kurz in der Pfanne mit etwas Kokosöl erhitzen (bis sich das Aroma entfaltet). Zwiebel, Tomate und Pastinake hinzugeben und etwas Ingwer und Kurkuma dazureiben. Wenn die Pastinake fast gar ist, das restlichen Gemüse und die Kichererbsen in die Pfanne geben und kurz anbraten. Mit Kreuzkümmelpulver und frisch gehacktem Koriander würzen und mit Salz und Pfeffer abschmecken.

● Zuerst die Quinoa in eine bunte Schüssel füllen, Pfannengemüse dazugeben und mit Sesam plus Kokosraspeln vollenden. An einem ruhigen, entspannenden Essplatz (kalt oder warm) genießen.

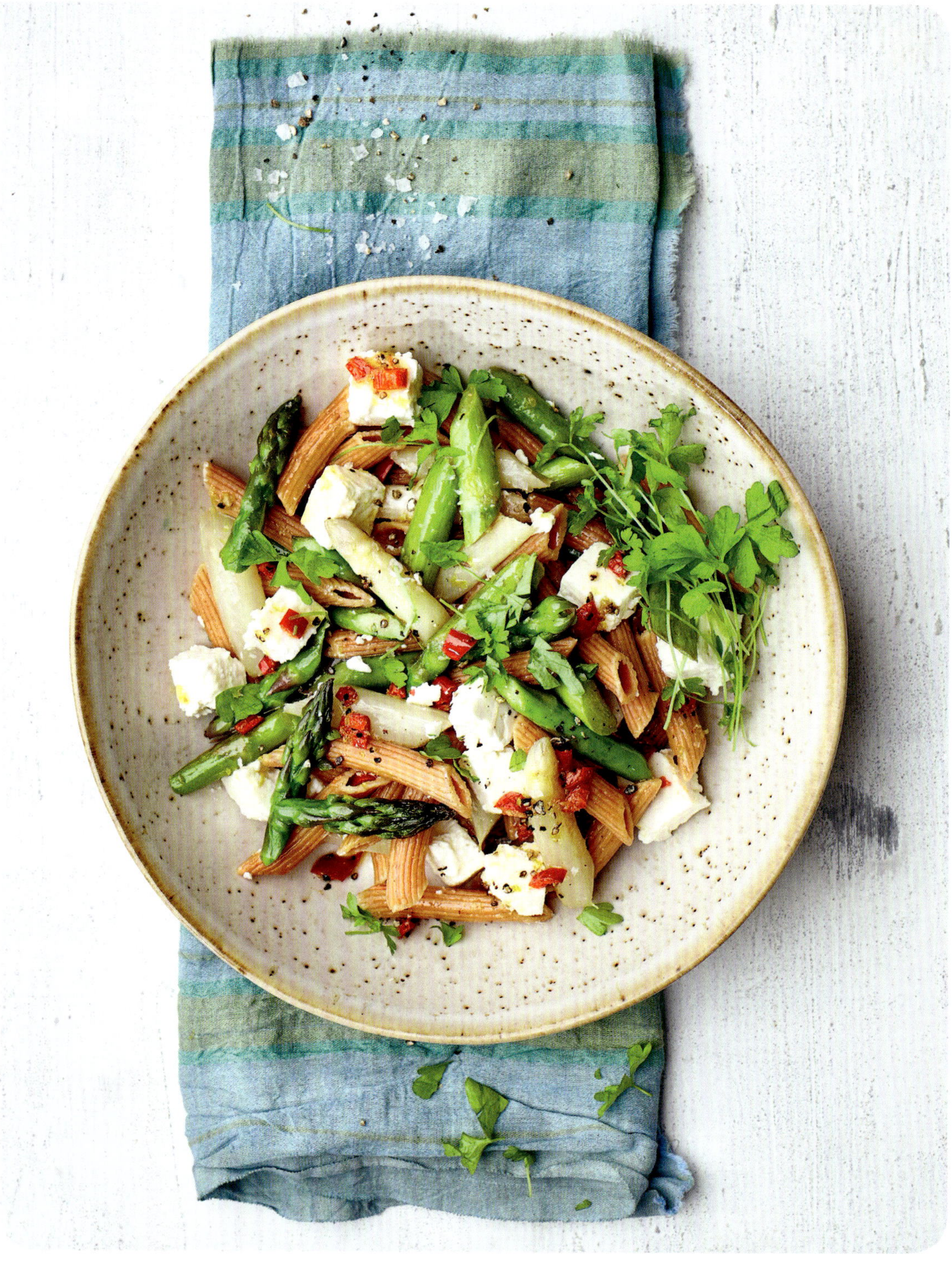

Spargel-Linsen-Penne mit Chili-Vanille-Butter

Ab der 2. Aufbauwoche

Für 1 Portion
25 Min.

- 80 g Penne aus roten Linsen
- 100 g weißer Spargel
- 100 g grüner Spargel
- 1 TL Kokosöl
- Natursalz
- schwarzer Pfeffer
- ½ Zitrone
- 1 Chilischote
- 30 g Butter (oder Kokosöl)
- 1 Msp. gemahlene Vanille
- 75 g Feta-Käse
- frische Petersilie

Die Linsen-Penne in Salzwasser al dente kochen (die Kochdauer dabei der Packung entnehmen). Mit kaltem Wasser abschrecken, damit die Nudeln nicht zusammenkleben.

Während die Pasta kocht, den Spargel waschen, bei Bedarf die holzigen Enden wegschneiden und den weißen Spargel schälen. Dann schräg (ähnlich der Pasta) in 3–4 cm lange Stücke schneiden. In der Pfanne das Kokosöl erhitzen und den Spargel unter Wenden 4–6 Minuten darin anbraten. Die Spargelspitzen erst nach 4 Minuten dazugeben. Dann runter mit der Hitze, weitere 2–3 Minuten in zugedeckter Pfanne dünsten und mit Salz und Pfeffer würzen.

Die Zitrone mit heißem Wasser waschen, trocknen und 1 TL Schale abreiben. Die Chilischote entkernen und fein hacken und in einer zweiten Pfanne die Butter schmelzen. Dann den Zitronenabrieb und die gehackte Chilischote mit der gemahlenen Vanille in die Butter einrühren, von der Hitze nehmen und 5 Minuten ruhen lassen.

Nudeln und Spargel nun in der Chili-Vanille-Butter schwenken und kurz vor dem Servieren in Würfel geschnittenen Feta unterheben. Die Petersilie abbrausen, klein hacken und das Gericht damit vollenden.

Tante Steffis Bratkartoffeln mit Spinat und Spiegelei

Ab der 2. Aufbauwoche

Für 1 Portion
⏲ 45 Min.

- 2 mittlere Kartoffeln, festkochend (150 g)
- 1 Stück Lauch (25 g)
- 100 g Spinat, frisch oder tiefgekühlt
- 1 TL Kokosöl

- 1 EL Buchweizenmehl (oder ein anderes glutenfreies Mehl)
- 75–100 ml Basenbrühe
- 1 EL weißes Mandelmus
- Natursalz
- schwarzer Pfeffer
- Muskatnuss

- optional: 1 Knoblauchzehe
- 1 EL Kokosöl
- Kümmel, gemahlen
- Natursalz
- schwarzer Pfeffer
- ½ Zitrone
- 1 TL Kokosöl
- 1–2 Eier

● Die Kartoffeln in einem Topf mit Wasser aufstellen und 30–35 Minuten lang zugedeckt weich kochen. Den Lauch der Länge nach vierteln und fein schneiden und bei den Spinatblättern die Stiele entfernen.

● Den Spinat blanchieren (nur kurz in kochendes Wasser legen und dann abseihen – dieses Wasser dann wegschütten). Alternativ kann auch einfach Tiefkühl-Spinat verwendet werden.

● Kokosöl in einem Topf erhitzen, 1 EL Buchweizenmehl einrühren, etwas anschwitzen und mit Basenbrühe oder Wasser ablöschen. Dann Spinat und Lauch dazugeben und gar kochen. Anschließend das weiße Mandelmus unterrühren und nach eigener Vorliebe mit einem Stabmixer mehr oder weniger pürieren. Mit Salz, Pfeffer und Muskatnuss abschmecken und optional etwas Knoblauch dazupressen.

● Die gekochten Kartoffeln vierteln (falls größer, achteln). In einer Pfanne das Kokosöl zusammen mit dem Kümmel erhitzen, die Kartoffeln dazugeben und anbraten. Gelegentlich wenden, bis die Kartoffeln rundherum schön knusprig sind. Mit Salz, Pfeffer und etwas Zitronensaft abschmecken.

● Aus den Eiern in der Pfanne mit Kokosöl Spiegeleier braten. Alles zusammen auf einem Teller hübsch anrichten und wie in alten Zeiten genießen.

Tipp In vielen Rezepten ist Lauch ein gut verträglicher Zwiebelersatz. Er kann aber auch weggelassen oder durch Stangensellerie ersetzt werden. Sollten Sie Zwiebeln jedoch tadellos vertragen, dann können Sie diese natürlich ebenso verwenden.

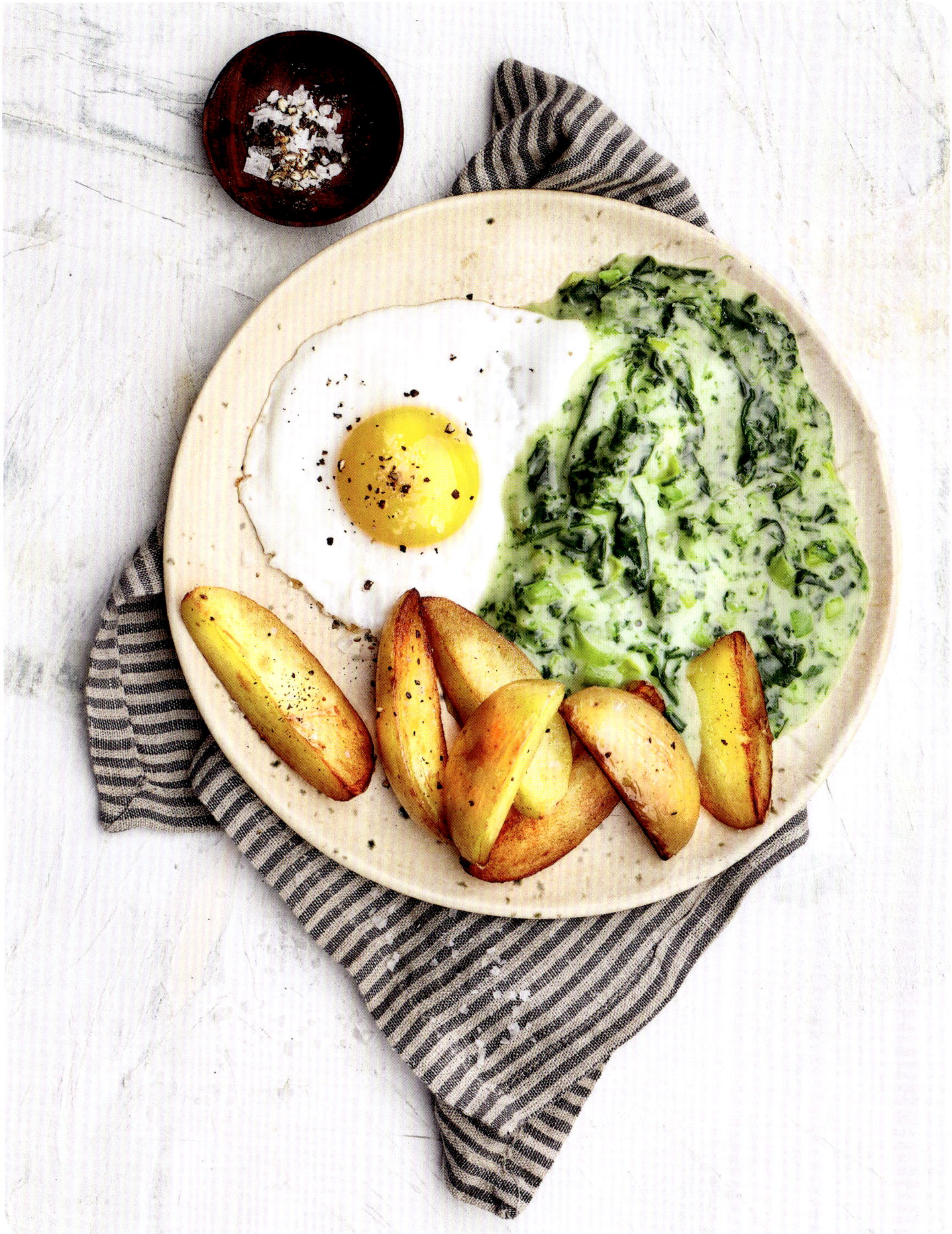

Buchweizen-Spaghetti mit Linsen-Bolognese

Ab der 2. Aufbauwoche

Für 1 Portion

40 Min. + Einweich- und Kochzeit der Linsen

- ½ Tasse braune Gourmetberglinsen (70 g)
- 200 ml Basenbrühe
- 1 TL Bohnenkraut
- 2 mittlere Tomaten (120 g)
- ½ Karotte (40 g)
- 1 getrocknete Tomate
- ½ Zwiebel (20 g)
- 200 ml passierte Tomaten
- 1 Schuss Rotwein (30 ml)
- Oregano, frisch oder getrocknet
- 120 g Buchweizen-Spaghetti (alternativ: Mais-Spaghetti)
- 1 EL Olivenöl
- optional: 1 Knoblauchzehe
- Natursalz
- schwarzer Pfeffer
- frische Petersilie

Die braunen Gourmetberglinsen schon am Vormittag oder über Nacht einweichen. Kurz vor der Zubereitung abseihen und das Einweichwasser wegschütten. In einem Topf mit der Basenbrühe und dem Bohnenkraut aufstellen und 20 Minuten köcheln lassen. Mit einem Stabmixer teilweise ein wenig pürieren.

Das Gemüse waschen, die Tomaten klein-würfelig schneiden und die Karotte der Länge nach vierteln und fein schneiden. Die getrocknete Tomate klein hacken, die Zwiebel würfeln und in einem Topf mit Kokosöl leicht andünsten. Nach 2–3 Minuten die Karotte dazugeben und mitdünsten. Dann die gekochten Linsen einrühren und unter weiterem Rühren etwas anbraten.

Die getrocknete Tomate zusammen mit den frischen und den passierten Tomaten in den Topf geben. Mit einem Schuss Rotwein und Oregano würzen und zugedeckt bei kleiner Hitze für 20–25 Minuten köcheln lassen.

Die Spaghetti in einem Topf mit Wasser und etwas Salz zum Kochen bringen und laut Packungsangabe al dente zubereiten.

Den Soßentopf von der Hitze nehmen, etwas Olivenöl einrühren, nach Belieben eine Knoblauchzehe in die Soße pressen und mit Salz, Pfeffer und Petersilie abschmecken.

Die Spaghetti in einem großen tiefen Teller zusammen mit der Bolognese anrichten und mit etwas frischer Petersilie vollenden.

Kärntner Ritschert mit Räuchertofu

Ab der 1. Aufbauwoche

Für 1 Portion
40 Min. + Einweich- und Kochzeit

- 50 g Rollgerste
- 50 g weiße Bohnen
- 1 TL Bohnenkraut
- ½ Karotte (30 g)
- 1 kleines Stück Sellerieknolle (15 g)
- 1 kleines Stück Petersilienwurzel (15 g)
- 1 Stück Lauch (25 g)
- ½ Zwiebel (20 g)
- 1 TL Kokosöl
- 500 ml Basenbrühe
- 75 g Räuchertofu
- 1 TL Kokosöl
- Petersilie, frisch oder getrocknet
- Salbei, frisch oder getrocknet
- Natursalz (bzw. Kräutersalz)
- optional: 1 Knoblauchzehe

Rollgerste und Bohnen gesondert über Nacht in Wasser einweichen. Kurz vor der Zubereitung abseihen und das Einweichwasser wegschütten.

Die Bohnen zusammen mit dem Bohnenkraut in einem Topf mit Wasser aufstellen und weich kochen.

Das Gemüse waschen und die Karotte, die Sellerieknolle, die Petersilienwurzel und die Zwiebel in kleine Würfel schneiden. Den Lauch der Länge nach vierteln und fein schneiden.

In einem Topf mit 1 TL Kokosöl die Zwiebel glasig anschwitzen, mit der Basenbrühe ablöschen und die Rollgerste darin zum Kochen bringen. Nach etwa 15 Minuten Karotte, Sellerie und Petersilienwurzel dazugeben und alles zusammen gar kochen.

Den Räuchertofu in 1 cm große Würfel schneiden. In einer Pfanne 1 TL Kokosöl erhitzen und darin den Tofu von allen Seiten golden anbraten.

Die gekochten Bohnen zur Rollgerste geben, ebenso den Lauch und die frisch gehackte Petersilie und den Salbei. Mit Salz abschmecken, nach Belieben 1 Knoblauchzehe dazupressen und noch weitere 5 Minuten kochen.

Das Kärntner Ritschert mit dem gebratenen Tofu in einem Suppenteller anrichten, mit etwas frischer Petersilie vollenden.

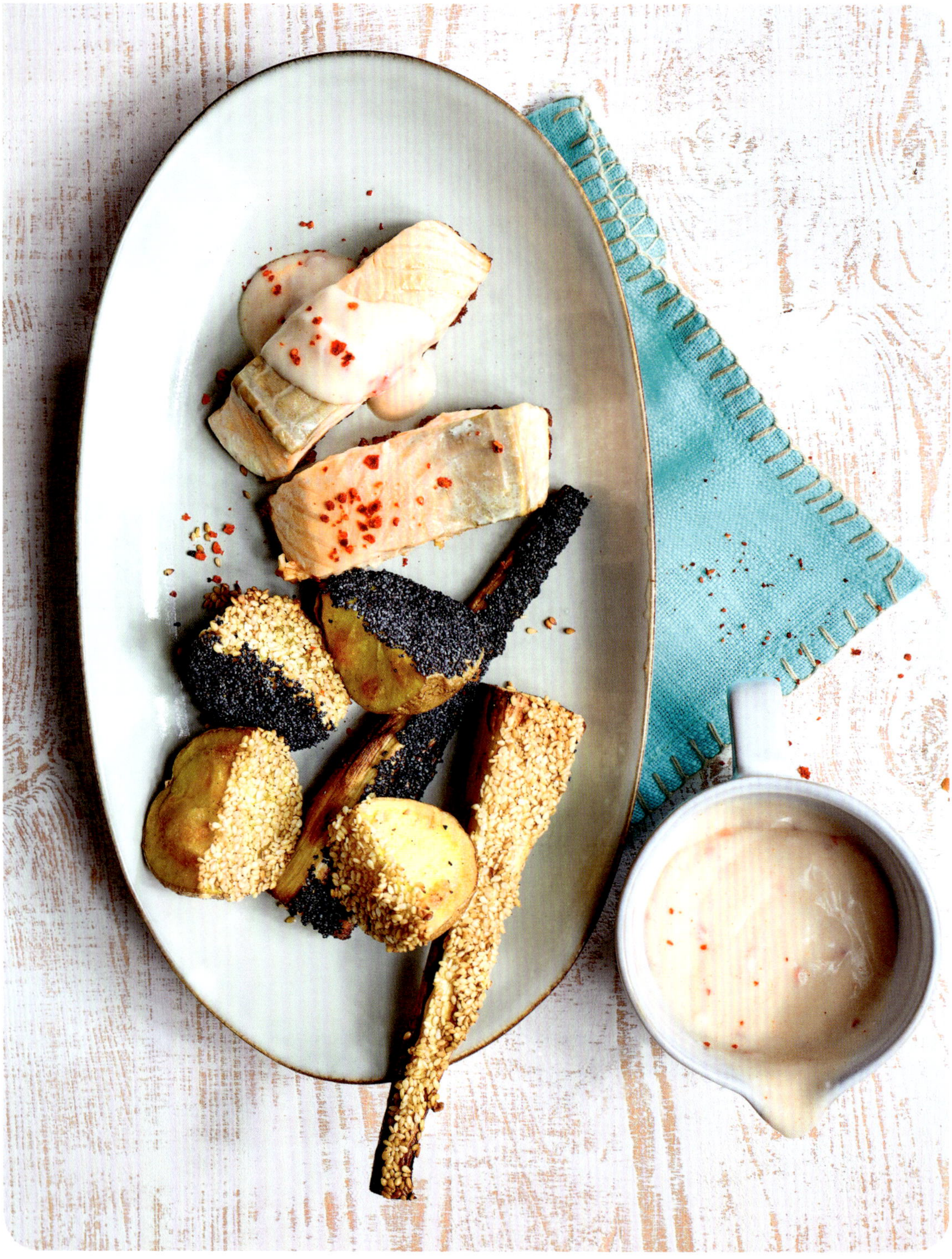

Lachsfilet mit Mohn-und-Sesam-Ofengemüse und Chili-Dip

Ab der 2. Aufbauwoche

Für 1 Portion
45 Min.

- 2 mittlere Kartoffeln (150 g)
- 1 Pastinake (80 g)
- 1 EL Olivenöl
- Natursalz
- schwarzer Pfeffer
- Korianderpulver
- 1–2 EL Mohn
- 2–3 EL Sesam, geschält
- ½ Chilischote (nicht zu scharf oder einfach süßen Chili nehmen)
- 100 g Soja-Sauerrahm (oder Kokosjoghurt)
- Natursalz
- Paprikapulver, edelsüß
- 1 TL Kokosöl
- 100–150 g Lachsfilet
- optional: Chiliglocken

Das Gemüse gründlich waschen, die Kartoffeln vierteln und die Pastinake halbieren. Den Backofen auf 180 °C vorheizen.

Eine Schale mit dem Olivenöl, Salz, Pfeffer und Korianderpulver und zwei weitere Schalen jeweils mit Mohn und Sesam vorbereiten. Nun die Kartoffelspalten und die Pastinakenhälften mit der Schnittfläche zuerst ins Olivenöl und danach entweder in Sesam oder Mohn tauchen.

Ein Backblech mit Backpapier auslegen und das Gemüse mit der Schnittfläche nach oben darauflegen. In den Backofen schieben und für ca. 30–35 Minuten mit Umluft garen, bis die Kartoffeln goldbraun und durchgegart sind.

Die Chilischote klein hacken, in den Soja-Sauerrahm rühren und mit Salz und Paprikapulver abschmecken. In den Kühlschrank stellen und noch etwas durchziehen lassen.

Kokosöl in einer Pfanne erhitzen und das Lachsfilet mit der Haut nach unten hineinlegen. Die Pfanne zudecken, die Hitze zurückschalten und 10–12 Minuten gar braten.

Lachs, Kartoffeln und Pastinaken auf einem schönen Teller hübsch anrichten und den Dip in einem Schälchen an die Seite stellen. Nach Belieben mit ein paar Chiliflocken vollenden.

Grün-grüne Pasta

Ab der 2. Aufbauwoche

Für 1 Portion
30 Min.

- ½ Karotte (40 g)
- 2 Handvoll Grünkohl (100 g)
- ½ weiße Zwiebel (25 g)
- 1 EL eingelegte Kapern (oder alternativ 70 g Sardellenfilets)
- Natursalz
- 80 g Grüne-Erbsen-Pasta
- 1 TL Kokosöl
- frische Petersilie
- schwarzer Pfeffer
- 1 EL Mandelmus
- optional: 1 Knoblauchzehe

Das Gemüse waschen und die Zwiebel in kleine Würfel schneiden. Die Karotte raspeln, beim Grünkohl die Stielenden entfernen und die Blätter klein schneiden. Entweder die Kapern oder stattdessen Sardellenfilets klein hacken.

Wasser mit etwas Salz zum Kochen bringen und anschließend die Erbsen-Pasta hineingeben. Laut Packungsangabe kochen.

Das Kokosöl in der Pfanne erhitzen und den Zwiebel darin anschwitzen. Die Karottenspäne und die gehackten Kapern bzw. Sardellenfilets dazugeben und alles zusammen anbraten.

Die geschnittenen Kohlblätter untermischen und alles zusammen bei zugedeckter Pfanne 8–10 Minuten garen.

In der Zwischenzeit die Petersilie klein hacken und die fertige Erbsen-Pasta abseihen und mit kaltem Wasser abschrecken. Beides dem Gemüse zugeben und mit Salz, Pfeffer und Mandelmus abschmecken. Nach Belieben noch mit Knoblauch verfeinern.

Das Gericht in einem tiefen Teller anrichten und mit etwas frischer Petersilie vollenden und im Garten oder auf dem Balkon genießen.

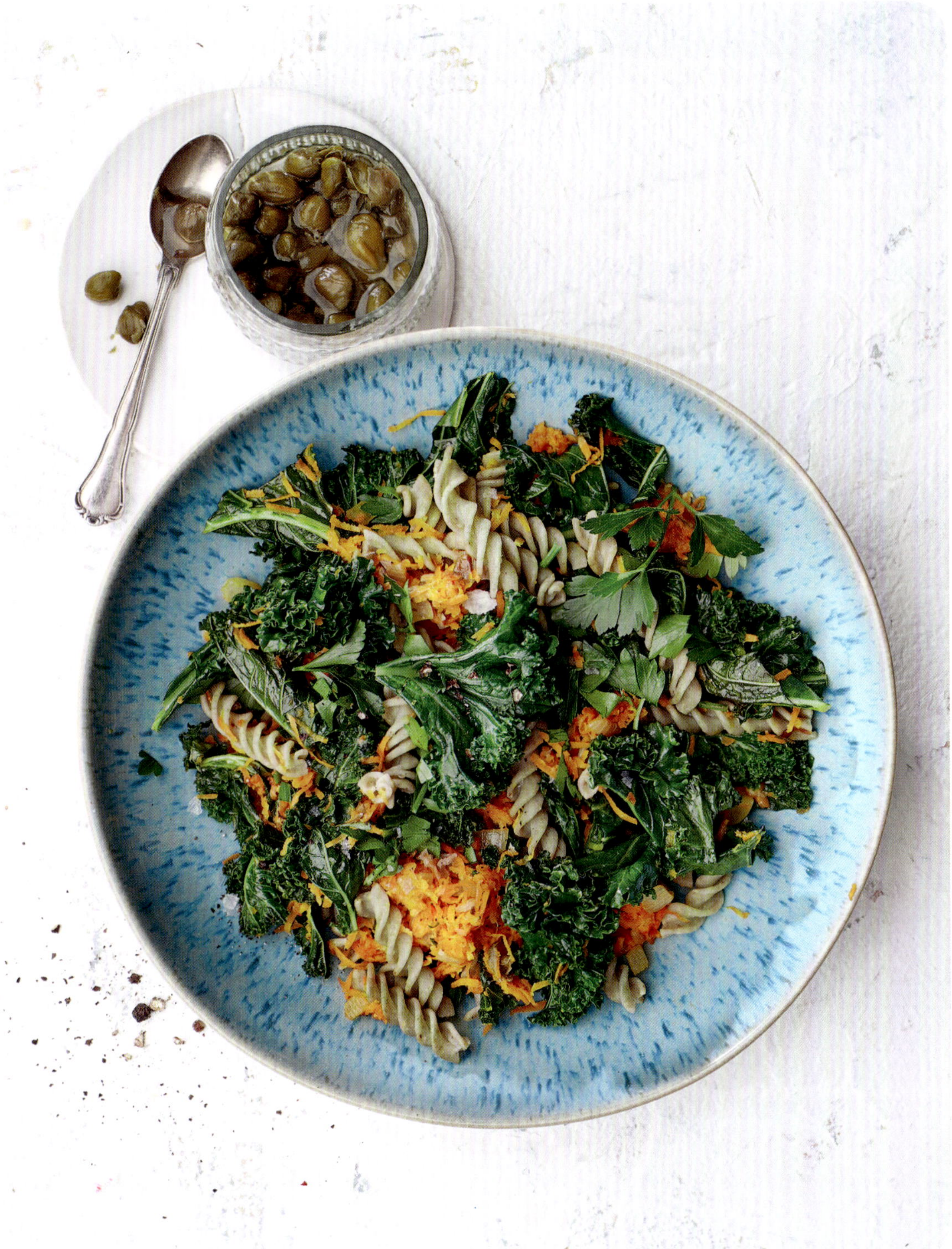

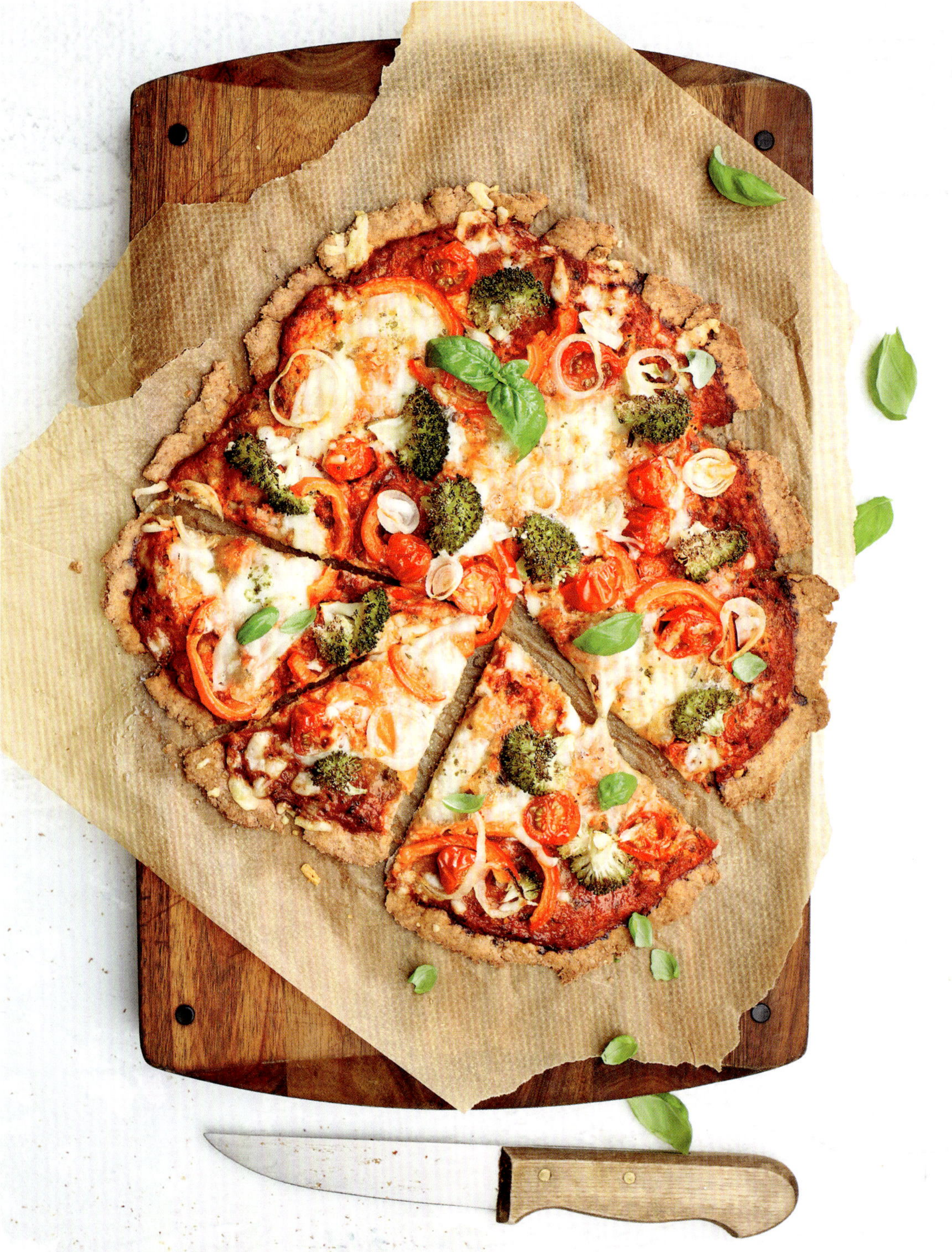

Pizza vegetaria

Ab der 2. Aufbauwoche

Für 1 Portion
25 Min. + ca. 30 Min. Backzeit

Für den Boden
- 150 g Buchweizenmehl
- 2 EL Kartoffelstärke (30 g)
- 1 TL Flohsamenschalen
- 1 TL Weinsteinbackpulver
- Natursalz
- 1 EL Olivenöl
- 100 ml Mineralwasser mit Kohlensäure

Für die Tomatensoße
- 1 EL Olivenöl
- 150 g passierte Tomaten
- Thymian, getrocknet
- Basilikum, getrocknet
- Rosmarin, getrocknet
- Natursalz
- schwarzer Pfeffer

Für den Belag
- ½ Zwiebel (20 g)
- 8 Kirschtomaten (60 g)
- ½ rote Paprika
- 1 Handvoll Brokkoliröschen (60 g)
- 1 TL Olivenöl
- 100 g Büffelmozzarella
- Oregano, getrocknet
- 2 EL Pecorino, gehobelt (25 g)
- Basilikum zur Deko

Den Backofen auf 200 °C Umluft vorheizen. Die Zutaten für den Teig gründlich vermengen und kneten, bis ein glatter Teig entsteht. Den Pizzaboden auf Backpapier mit einem Nudelholz möglichst dünn kreisförmig ausrollen, auf das Backblech legen und 10 Minuten im Ofen vorbacken.

Für die Tomatensoße in einem kleinen Topf das Olivenöl zusammen mit den passierten Tomaten unter Rühren erhitzen und mit den Kräutern und Gewürzen abschmecken.

Für den Belag die Zwiebel in Ringe schneiden. Die Kirschtomaten und den Brokkoli waschen. Die Tomaten halbieren oder vierteln und die Brokkoli-Röschen vom Strunk lösen.

Den fertigen Pizzaboden zunächst mit 1 TL Olivenöl bepinseln und dann mit der bereits etwas abgekühlten Tomatensoße bestreichen. Den Büffelmozzarella in Scheiben schneiden, verteilen und nach Belieben mit Oregano bestreuen.

Die Pizza schön gleichmäßig mit den Gemüsen belegen und am Ende den gehobelten Pecorino darüberstreuen.

Etwa 30 Minuten im Ofen mit Umluft backen. Auf einem großen flachen Teller anrichten, mit frischen Basilikumblättern vollenden und wie im Urlaub in Italien genießen.

Linsen-Pfannkuchen mit Feta-Mangold-Füllung

Ab der 2. Aufbauwoche

Für 1 Portion
30 Min.

Für die Pfannkuchen
- 75 g gelbe Linsen oder Moong Dal
- 1 EL Tahin oder Sesamöl
- 250 ml Wasser
- ½ TL Kreuzkümmel
- ½ TL Kurkumapulver
- schwarzer Pfeffer
- Natursalz
- optional: 1 Ei
- Kokosöl zum Braten

Für die Füllung
- ½ kleine Stange Lauch (50 g)
- 2 Handvoll Mangold oder Spinat (100 g)
- 75 g Feta
- 1 TL Kokosöl
- Liebstöckel, frisch oder getrocknet
- Natursalz
- optional: 1 Knoblauchzehe
- frischer Koriander

- Für den Teig die Linsen oder den Dal mit Getreidemühle, Blender oder Kaffeemühle fein mahlen und mit den übrigen Zutaten zu einem homogenen Pfannkuchenteig mixen.

- Den Lauch der Länge nach vierteln und fein schneiden. Beim Mangold die harten Stielenden entfernen und den Rest in ca. 1 cm breite Streifen schneiden. Den Feta in 2 cm große Würfel teilen.

- Kokosöl in der Pfanne erhitzen und darin zunächst den Lauch anbraten und danach den Mangold und die Gewürze sowie eventuell die gepresste Knoblauchzehe zugeben. Sobald der Mangold schön weich ist, den Feta zugeben, umrühren, die Pfanne von der Hitze nehmen und zugedeckt stehen lassen.

- In einer weiteren Pfanne Kokosöl erhitzen und die Hälfte der Pfannkuchenmasse in die Pfanne gießen. Zunächst eine Seite goldbraun braten und dann den Pfannkuchen wenden. Den zweiten Pfannkuchen genauso zubereiten und bei Bedarf zum Braten noch etwas mehr Kokosöl verwenden.

- Die Pfannkuchen mit der Füllung auf einem flachen Teller hübsch anrichten und mit etwas frisch gehacktem Koriander vollenden.

Petersilien-Kartoffeln mit süßem Rotkohl und Käferbohnen-Püree

Ab der 2. Aufbauwoche

Für 1 Portion

40 Min. + Einweich- und Kochzeit der Bohnen

- 70 g Käferbohnen, getrocknet
- 1 TL Bohnenkraut
- 2 Kartoffeln
- 1 Stück Lauch (25 g)
- Natursalz
- frische Petersilie
- 1/4 Kopf Rotkohl (150 g)
- 100 ml Basenbrühe
- 50 ml Apfelsaft
- 1 TL (grüne) Rosinen
- 1 Msp. Nelkenpulver
- 1 Msp. Zimtpulver
- 1 TL Zitronensaft
- 1 TL Butter
- 1 Msp. Kümmelpulver
- 2 EL Kürbiskernöl
- schwarzer Pfeffer
- 1 TL Zitronensaft
- optional: 1 Knoblauchzehe

- Die Käferbohnen über Nacht einweichen. Kurz vor der Zubereitung abseihen und das Einweichwasser wegschütten. Zusammen mit dem Bohnenkraut in einem Topf mit Wasser aufstellen und weich kochen.

- Die Kartoffeln schälen. Den Lauch der Länge nach vierteln und fein schneiden. In einem Topf Wasser zum Kochen bringen und eine Prise Salz hinzufügen. Sobald das Wasser kocht, die geschälten Kartoffeln hineingeben und 20–30 Minuten kochen.

- Die Petersilienblätter von den Stängeln entfernen und klein hacken. Den Rotkohl hobeln oder fein schneiden und in etwas Basenbrühe leicht andünsten. Apfelsaft, Lauch und Rosinen dazugeben, aufkochen und zugedeckt weich garen. Mit Salz abschmecken und mit etwas Nelkenpulver, Zimt und Zitronensaft verfeinern.

- Die gekochten Kartoffeln durch ein Sieb abgießen. Etwas Butter über die Kartoffeln geben und die gehackte Petersilie gleichmäßig über die Kartoffeln verteilen.

- Die Bohnen abseihen, das überschüssige Kochwasser allerdings noch aufheben. Mit gemahlenem Kümmel, Kürbiskernöl, Salz, Pfeffer und Zitronensaft würzen. Nach Belieben 1 Knoblauchzehe hineinpressen und dann alles intensiv pürieren. Zum Auflockern des Pürees bei Bedarf wieder etwas Bohnenkochwasser zugeben.

- Alles zusammen auf einem hübschen Teller anrichten, sich mit dem Mittagsmahl an die frische Luft setzen und von einer grünen Alm träumen.

ABENDESSEN

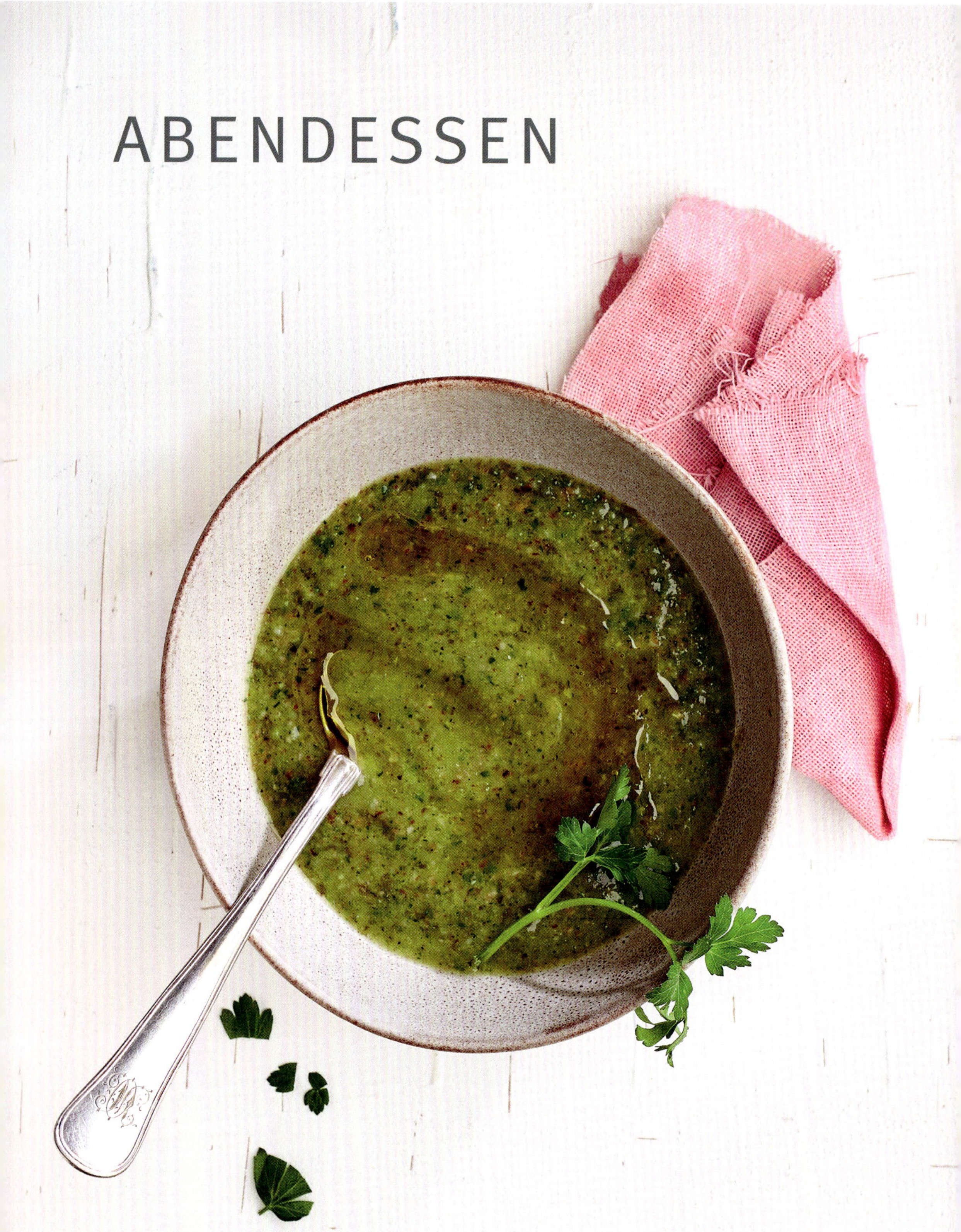

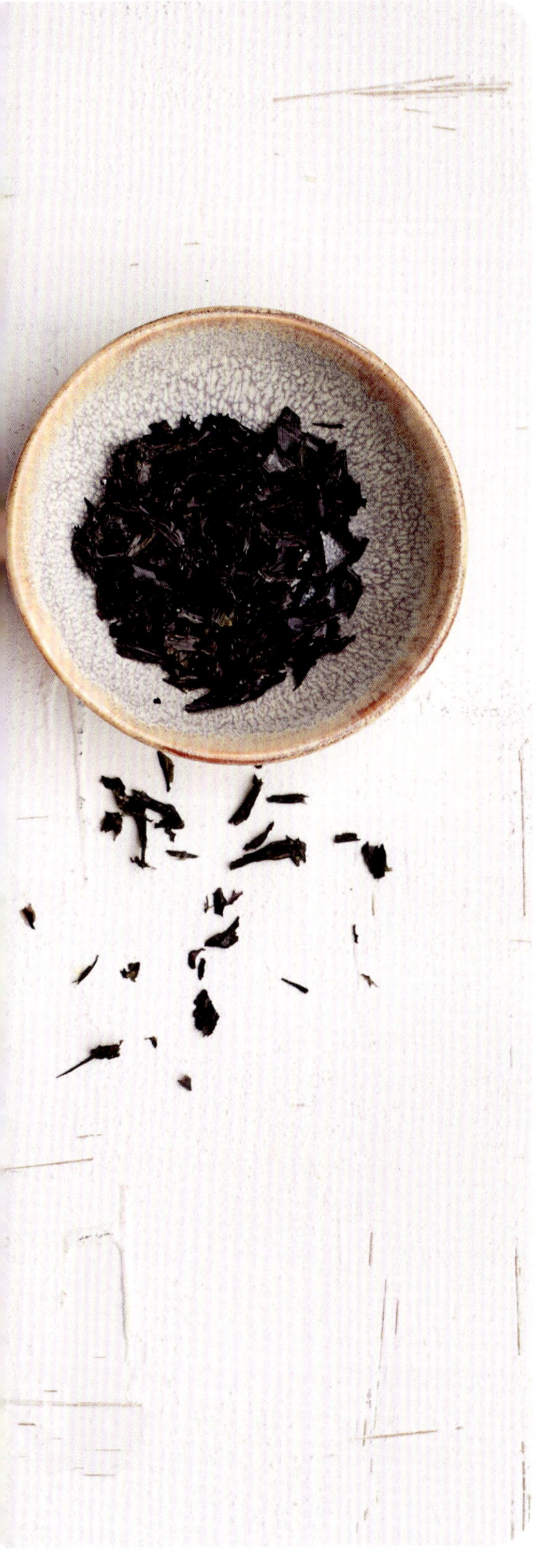

Schnelle Zucchinisuppe

Ab der 1. Aufbauwoche

Für 1 Portion
15 Min.

½ Zucchini (80 g) • 1–2 EL Haferflocken • 250 ml Basenbrühe • Petersilie, frisch oder getrocknet • 1 TL Instant-Wakame oder Noriflocken • Natursalz (bzw. Kräutersalz) • 1 TL Olivenöl oder Hanföl

- Die Zucchini waschen und in kleine Würfel schneiden oder mit einer Küchenreibe raspeln. Die Haferflocken in einem Topf leicht anschwitzen, bis sich ein angenehmer Duft ausbreitet. Dann mit der Basenbrühe ablöschen.

- Die Zucchini zusammen mit frisch gehackter oder 1 TL getrockneter Petersilie und den Meeresalgen hinzugeben – 10 Minuten köcheln lassen.

- Von der Hitze nehmen und die Suppe nach Belieben pürieren und mit Salz abschmecken. In Ihrer Lieblingsschale anrichten und vor dem Servieren noch mit etwas hochwertigem Öl vollenden – und in absoluter Ruhe genießen.

Süßer Hirsegrießbrei

Ab der 1. Aufbauwoche

Für 1 Portion
15 Min.

½ Tasse Hirsegrieß (50 g) • 150 ml Wasser • 1 EL (grüne) Rosinen • 1 EL weiße Mandelblättchen • 1 EL Kokosraspeln • 100 ml Kokosmilch • 1 EL Mandelmus • 1 Msp. gemahlene Vanille • Natursalz (bzw. Kräutersalz) • 1 TL Honig • Zimtpulver

- Den Hirsegrieß in das kochende Wasser unter Rühren langsam einrieseln lassen. Rosinen, Mandelblättchen und Kokosraspeln dazugeben. Die Kokosmilch zusammen mit dem Mandelmus und dem Vanillepulver einrühren. Den Brei unter Rühren noch kurze Zeit köcheln lassen und dann von der Hitze nehmen.

- Mit einer kleinen Prise Salz und Honig abschmecken. In einer lieblichen Schale anrichten und mit etwas Zimt vollenden.

Feines Brokkoli-Süppchen

Ab der 1. Aufbauwoche

Für 1 Portion
15 Min.

2 Handvoll Brokkoli (150 g) • 1 kleine Kartoffel (50 g) • ¼ Stange Lauch (25 g) • 200–250 ml Basenbrühe • 1 EL weißes Mandelmus • Natursalz (bzw. Kräutersalz) • Korianderpulver • Muskatnuss • 1 TL Oliven- oder Hanföl

- Das Gemüse waschen, klein schneiden, in einem Topf zusammen mit der Basenbrühe zum Kochen bringen und 10–12 Minuten köcheln lassen.

- 2–3 der Brokkoli-Röschen entnehmen, dann die übrige Suppe mit Mandelmus verfeinern und mit Salz, Korianderpulver und Muskatnuss abschmecken. Anschließend mit dem Pürierstab oder Blender fein pürieren.

- Die Suppe in einer schönen Schale anrichten, die Brokkoli-Röschen draufgeben und mit etwas hochwertigem Öl vollenden.

Grüne Bohnen mit Räuchertofu

Ab der 1. Aufbauwoche

Für 1 Portion
5 Min.

1 Glas gekochte grüne Bohnen (240 g; oder dieselbe Menge frisch gekochte) • 50–75 g Räuchertofu • 1 EL Leinöl • 1–2 TL Zitronensaft • Natursalz (bzw. Kräutersalz) • Bohnenkraut, frisch oder getrocknet

- Die grünen Bohnen abseihen, den Tofu klein-würfelig schneiden und alles zusammen in einer Schale vermengen. Mit Leinöl, Zitronensaft und Kräutersalz anmachen.

- In einer hübschen Schale anrichten und mit etwas Bohnenkraut (frisch gehackt oder getrocknet) vollenden.

Topinambur-Lauch-Cremesuppe

Ab der 1. Aufbauwoche

Für 1 Portion
25 Min.

150 g Topinambur • ½ kleine Stange Lauch (50 g) • frischer Ingwer • 1 TL Kokosöl • 200–250 ml Basenbrühe • Natursalz (bzw. Kräutersalz) • schwarzer Pfeffer • Muskatnuss • optional: 1 Knoblauchzehe

- Den Backofen auf 200 °C vorheizen. Das Gemüse waschen und bis auf eine Topinambur-Knolle alle in grobe Würfel schneiden. Den Lauch in Ringe schneiden. Den Ingwer fein hacken.

- In einem Topf das Kokosöl erhitzen und den Lauch mit dem Ingwer darin leicht anbraten. Mit der Basenbrühe aufgießen, die Topinambur-Würfel dazugeben und 15 Minuten köcheln lassen.

- Währenddessen die übrige Knolle in feine Scheiben hobeln und für ca. 10 Minuten im Ofen bei 200 °C Umluft dörren.

- Die Suppe von der Hitze nehmen, mit dem Pürierstab oder Blender fein pürieren und mit Salz, Pfeffer und Muskat abschmecken. Nach Belieben 1 Knoblauchzehe hinzupressen. In einer hübschen Schale anrichten und mit den Topinambur-Chips vollenden.

Misosuppe mit Tofuwürfeln und Algen

Ab der 1. Aufbauwoche

Für 1 Portion
10 Min.

Wakame-Algen (2–3 g) • 1 Stück Lauch (20 g) • Tofu (35 g) • 1 EL Miso • 250 ml Basenbrühe

- Die Wakame-Algen in Wasser einweichen. Den Lauch in feine Ringe und den Tofu in kleine Würfel schneiden. Algen in kleinere Stücke teilen. Das Miso mit etwas Wasser glatt verrühren.

- Die Basenbrühe aufkochen, Lauch und Tofu hinzugeben und kurz köcheln lassen. Den Topf von der Hitze nehmen und erst dann Miso und Algen unterrühren. Die Suppe in einer hübschen Schale anrichten und bewusst die Wärme genießen.

Wurzelgemüse-Pommes mit Lemon-Dip

Ab der 2. Aufbauwoche

Für 1 Portion
35 Min.

½ Pastinake (40 g) • 1 Karotte (80 g) • 1 gelbe Rübe (40 g) • 1 Kartoffel (80 g) • 1 Süßkartoffel (80 g) • Natursalz • getrocknete Kräuter • 1 EL Olivenöl • ¼ Bund frischen Schnittlauch • 1 Zitrone • 1 Becher Kokos-Joghurt oder Soja-Sauerrahm • 1 TL Lemon-Curry

- Den Backofen auf 180 °C vorheizen. Das Gemüse waschen bzw. schälen und längs in ca. 1 × 1 cm breite Stifte schneiden. Auf ein Backblech geben, mit Salz, Kräutern und Olivenöl gut durchmischen. Für etwa 25 Minuten bei 180 °C Umluft in den Backofen schieben und zwischendurch wenden.

- Den Schnittlauch abbrausen und hacken. Die Zitrone heiß waschen, trocknen und zu etwa einem ¼ abreiben. Den Kokosjoghurt oder den Soja-Sauerrahm mit dem Zitronenschalenabrieb und dem Schnittlauch glattrühren. Mit etwas Salz, Zitronensaft und Lemon-Curry abschmecken.

- Wenn die Pommes sich goldbraun färben, aus dem Backofen nehmen, zusammen mit dem Dip anrichten und mit etwas frisch gehacktem Schnittlauch vollenden.

» Wurzelgemüse-Pommes mit Lemon-Dip

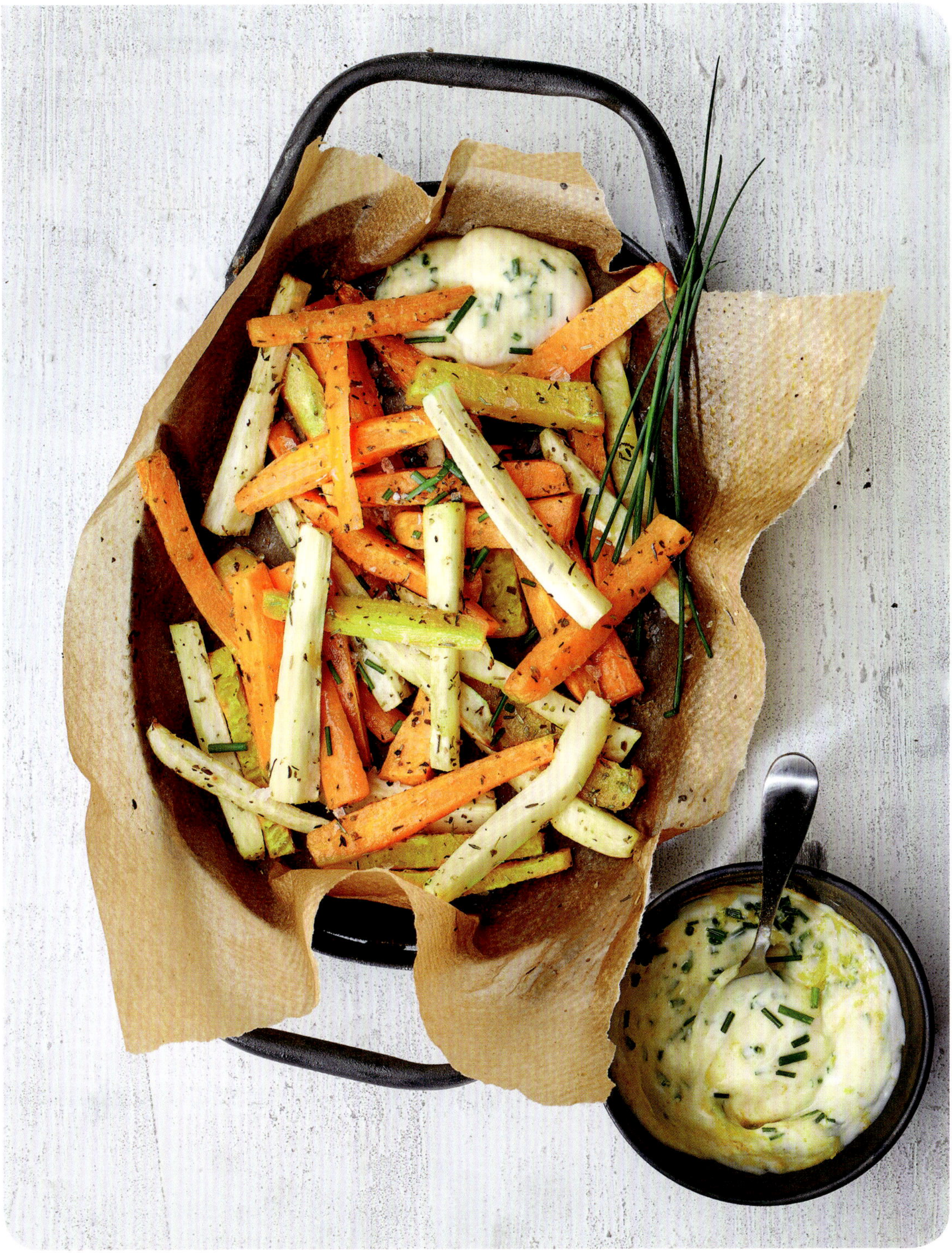

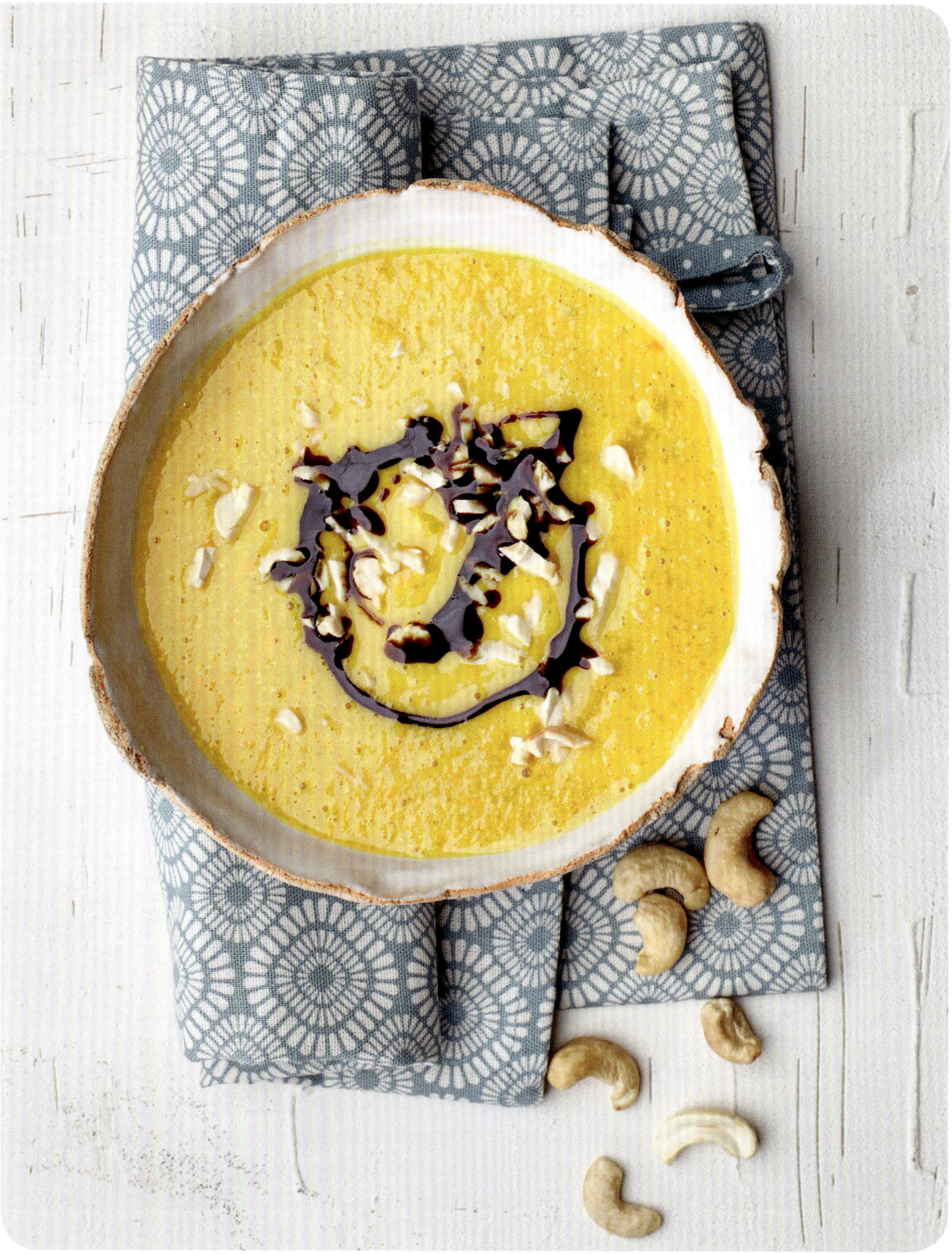

Cashew-Kürbis-Cremesuppe

Ab der 1. Aufbauwoche

Für 1 Portion
15 Min.

1 Handvoll Kürbis (100 g) • 1 Stück Lauch (25 g) • 200–250 ml Basenbrühe • 2 EL rote Linsen • 2 EL Cashewkerne • Natursalz (bzw. Kräutersalz) • 1 TL Kürbiskernöl • 1 TL Cashewkerne, gehackt

- Das Gemüse waschen, klein schneiden und in einem Topf mit Basenbrühe zum Kochen bringen. Die Linsen, Cashewkerne und Gewürze dazugeben und 10–12 Minuten köcheln lassen. Topf von der Hitze nehmen und mit Pürierstab oder Blender fein pürieren.

- Die Suppe in einer schönen Schale anrichten und mit etwas Kürbiskernöl und einigen Cashew-Splittern vollenden.

Sauerteigbrot mit Kräuteraufstrich

Ab der 2. Aufbauwoche

Für 1 Portion
15 Min. + Einweichzeit

5–6 EL Sonnenblumenkerne • 2 EL Sonnenblumenöl (oder anderes Öl) • Natursalz • schwarzer Pfeffer • frischer Schnittlauch • 1 EL Zitronensaft • 1 Scheibe Roggen- oder Buchweizen-Sauerteigbrot

- Sonnenblumenkerne über Nacht einweichen und vor der Zubereitung abseihen. Zusammen mit dem Öl und den Gewürzen in eine Schale geben und mit einem Pürierstab zu einer gleichmäßigen, streichfähigen Masse pürieren.

- Den Schnittlauch fein hacken und sorgfältig unterheben und mit etwas Zitronensaft abschmecken. Am Ende sollte eine gut streichfähige Masse entstehen. Nach Bedarf Öl ergänzen, um die optimale Konsistenz zu erhalten.

- Mit einer frisch getoasteten Scheibe Roggen- oder Buchweizen-Sauerteigbrot servieren.

« Cashew-Kürbis-Cremesuppe

Indische Curry-Dal-Suppe

Ab der 1. Aufbauwoche

Für 1 Portion

20 Min. + Einweichzeit

1 Handvoll Masoor Dal oder rote Linsen (40 g) • 1 mittlere Kartoffel (80 g) • ¼ Stange Lauch (25 g) • 200 ml Basenbrühe • 1 TL Garam Masala • 1 EL weißes Mandelmus • Natursalz (bzw. Kräutersalz) • Koriander, frisch

- Den Masoor Dal am besten schon zu Mittag in Wasser einlegen. Kurz vor der Zubereitung abseihen, das Einweichwasser wegschütten.

- Das Gemüse waschen und die Kartoffel in kleine Würfel schneiden oder mit der Küchenreibe raspeln. Den Lauch längs vierteln und fein schneiden.

- Alles zusammen in einem Topf mit Basenbrühe (oder Wasser und 1 TL Wunder-Würze) und dem Garam-Masala-Gewürz zum Kochen bringen und 15 Minuten köcheln lassen.

- Abschließend weißes Mandelmus einrühren und nach Belieben pürieren und mit Salz abschmecken. Die Suppe in einer bunten Schale anrichten und mit etwas frisch gehacktem Koriander vollenden.

Limetten-Kokos-Kochbanane

Ab der 2. Aufbauwoche

Für 1 Portion

10 Min.

1 Kochbanane (200 g) • frischer Ingwer • 1 TL Kokosöl • Natursalz • 1 EL Limettensaft • 1 EL Kokosraspeln bzw. -flakes • Zimtpulver • optional: 1 TL Honig

- Die Kochbanane schälen und schräg in 1 cm dicke Scheiben schneiden. Den frischen Ingwer fein hacken oder raspeln. Eine Pfanne bei mittlerer Hitze erwärmen und das Kokosöl darin auflösen.

- Die Kochbananenscheiben kurz darin anbraten, bis sie leicht anbräunen. Dann mit einer Prise Salz würzen, Limettensaft und Kokosraspeln hinzufügen und unter Rühren weiterbraten, bis der Saft verdampft ist.

- Auf einem bunten Teller anrichten, mit etwas Zimt bestreuen und nach Belieben mit etwas Honig vollenden – wie in Südamerika genießen.

Sizilianische Tomatensuppe

Ab der 2. Aufbauwoche

Für 1 Portion

30 Min.

3 reife Tomaten (150 g) • ½ (rote) Zwiebel (20 g) • 1 EL Olivenöl • 100 g passierte Tomaten • 100 ml Basenbrühe • Thymian • Rosmarin • Basilikum • 1 Knoblauchzehe • Natursalz • schwarzer Pfeffer • optional: 25 g Pecorino

- Die Tomaten kurz in kochendes Wasser legen, dann die Haut abziehen, den Stielansatz herausschneiden und anschließend klein schneiden. Die Zwiebel in kleine Würfel schneiden.

- Das Olivenöl in einem Topf erhitzen und die Zwiebel darin glasig anbraten. Die frischen Tomaten zusammen mit den passierten Tomaten in den Topf geben, die Kräuter und die gepresste Knoblauchzehe dazugeben und mit der Basenbrühe aufgießen.

- Zugedeckt bei mittlerer Hitze 20 Minuten köcheln lassen. Mit Salz und Pfeffer abschmecken. Die Suppe nach Belieben mit etwas geriebenem Pecorino und ein paar frischen Basilikumblättern vollenden.

Würziges Shiitake-Omelett

Ab der 2. Aufbauwoche

Für 1 Portion

20 Min.

60 g Shiitake-Pilze • ½ Zwiebel (20 g) • 2 Eier • Natursalz • Chiliflocken • 1 EL Wasser • 1 TL Sesamsamen • 1 TL Kokosöl • schwarzer Pfeffer • frischer Schnittlauch

- Shiitake-Pilze putzen, dabei die Stiele vollständig entfernen. Die Zwiebel klein schneiden. Die Eier mit etwas Salz, Chiliflocken und 1 EL Wasser verquirlen.

- Sesamsamen in einer Pfanne ohne Fett leicht anrösten, bis sich ein angenehmer Duft ausbreitet. Kokosöl dazugeben, die Zwiebel glasig anschwitzen und anschließend die Pilze unter ständigem Rühren anbraten.

- Die Eier über die Pilze gießen und die Pfanne schwenken, sodass sich die Masse gleichmäßig verteilt. Das Omelett kurz braten, aus der Bratpfanne nehmen und einrollen.

- Auf einem flachen Teller anrichten, mit etwas Pfeffer aus der Mühle und frisch gehacktem Schnittlauch vollenden.

Sardellen-Karotten-Aspik auf Pumpernickel

Ab der 2. Aufbauwoche

Für 1 Portion
15 Min. + 1 Std. zum Abkühlen

1 Karotte (100 g) • 150–200 ml Basenbrühe • frischer Ingwer • 1 EL Agar-Agar • Kräutersalz • 1 TL Tamari-Soße • 1 EL Zitronensaft • schwarzer Pfeffer • 3–4 Salzsardellen (oder alternativ eingelegte Kapern) • ½ Scheibe Pumpernickel oder Polentaschnitte • frischer Schnittlauch • optional: etwas frische Butter

- Die Möhre waschen und grob schneiden. In der Basenbrühe, zusammen mit einem kleinen Stück Ingwer, Agar-Agar und etwas Kräutersalz weich kochen.

- Alles mit dem Stabmixer fein pürieren und mit Tamari und Zitronensaft abschmecken. Die Sardellen (oder alternativ eingelegte Kapern) klein hacken und einrühren. Eine passende Form mit etwas Wasser anfeuchten, abfüllen und anschließend abkühlen lassen.

- Wenn das Sardellen-Karotten-Aspik kalt und fest ist, aus der Form stürzen, auf einer ½ Scheibe Pumpernickel (oder einem Stück Polentaschnitte) anrichten und mit etwas frischem Schnittlauch vollenden. Nach Belieben mit etwas Butter servieren.

Russische Blinis mit Ziegengervais

Ab der 2. Aufbauwoche

Für 1 Portion
20 Min.

80 g Buchweizenmehl • 1 EL Mais- oder Kartoffelstärke • 1 TL Weinsteinbackpulver • Natursalz • 60 ml Sojadrink • 1 EL Butter oder Butterschmalz (Ghee) • 2–3 EL Ziegengervais • 1 EL Leinöl • 1 EL Hummus

- Buchweizenmehl, Stärke, Weinsteinbackpulver und 1 Prise Salz in eine Schüssel geben und alles gründlich durchmischen. Den Sojadrink dazugießen und den Teig (evtl. mit dem Handmixer) zu einer homogenen Masse verrühren. Sollte der Teig zu dick sein, einfach noch etwas Sojadrink verwenden.

- Butter in einer kleinen Pfanne erhitzen und die Blinis von beiden Seiten heraus knusprig braten. Am besten schmecken sie, wenn sie gleich frisch aus der Pfanne angerichtet werden.

- Den Ziegengervais mit Leinöl cremig rühren und auf den Blinis anrichten. Mit etwas Hummus vollenden.

Tipp Blinis können herzhaft serviert werden, schmecken aber ebenso auch süß angerichtet mit Honig oder Ahornsirup. Sie passen daher gleichermaßen als Frühstück wie auch als Abendessen.

» Sardellen-Karotten-Aspik auf Pumpernickel

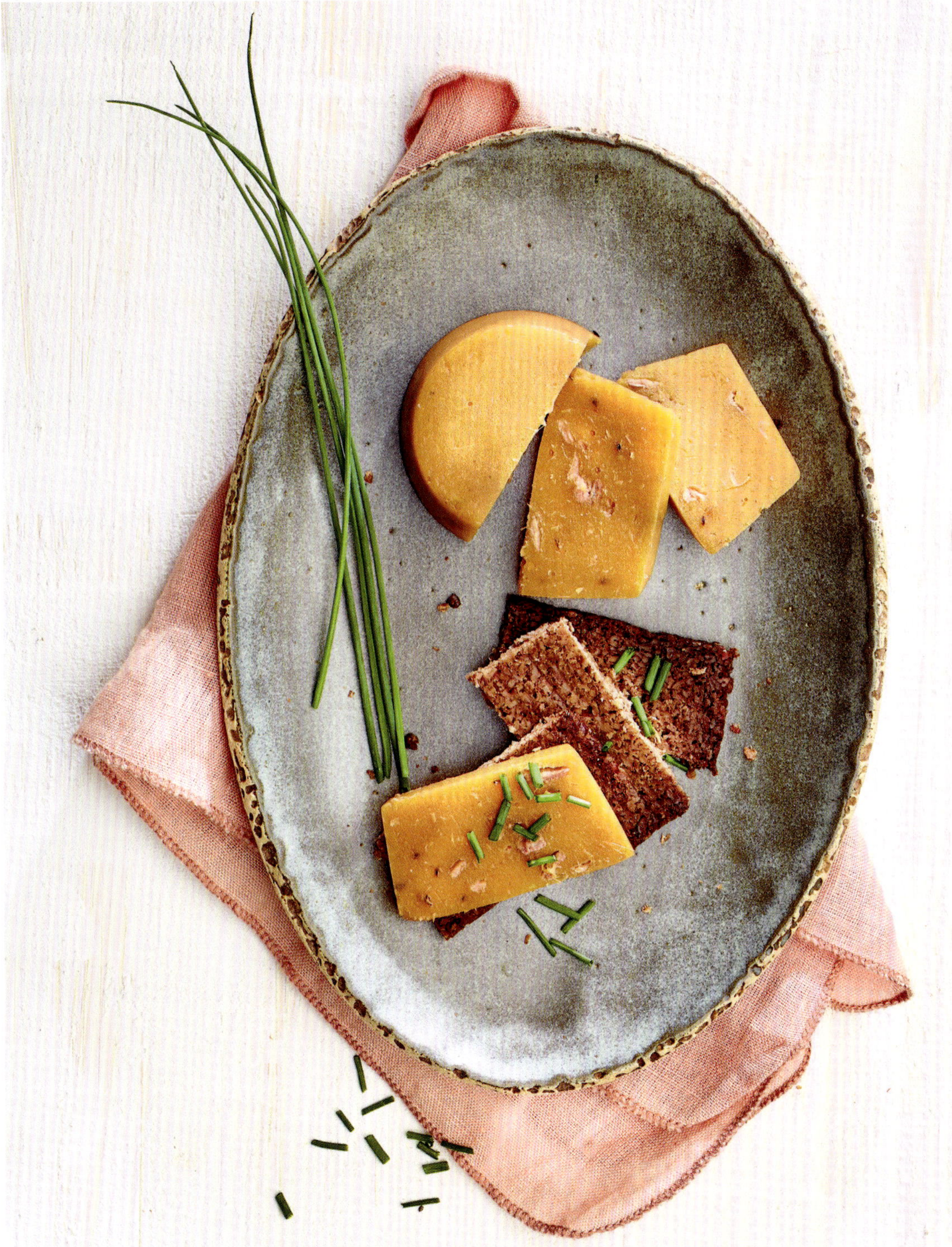

Einkaufsliste für Ihren Fasten-Reset

Salinisches Abführmittel
Dr. Wunder Hydrocol (sulfatfrei und geschmacksneutral) oder
Bittersalz (Magnesiumsulfat) bzw. Glaubersalz (Natriumsulfat) aus der Apotheke

Basenpulver
»Dr. Wunder Base 5« (oder ein ähnliches Basenpulver ohne Zusatz- und Füllstoffe aus Apotheke oder Reformladen)

Fastentees
Lebertee: »Dr. Wunder Hepy-Tee« (oder eine Leberteemischung aus Ihrer Apotheke)
Nierentee: »Dr. Wunder Reny-Tee« (oder eine Nierenteemischung aus Ihrer Apotheke)

Fastensäfte
Wenn Sie Ihre Fastensäfte nicht selbst frisch zubereiten, empfehlen wir Ihnen Rohkostsäfte in der geeigneten Qualität unter: www.wunderleicht.link/resetbonus

Basenbrühe
Statt selbst gemachter Basenbrühe können Sie auch die Instant-Basenbrühe von Dr. Wunder verwenden.

Mundziehöl
Beliebte und besonders angenehme Öle für das morgendliche Ölziehen sind Sonnenblumen- oder Sesamöl. Sie können aber auch andere Öle nehmen.

Zungenschaber
Ein Zungenschaber ist beim Heilfasten unersetzbar. Effektiv und leicht zu reinigen ist eine Ausführung in Edelstahl oder auch Silber.

Einlaufgerät
Klassisches Einlaufset mit 1 Liter Fassungsvermögen für den sogenannten »hohen Einlauf«. Ein zusätzliches flexibles Darmrohr/Einlaufhilfe (das bei Bedarf auch einzeln erhältlich ist) liefert deutlich bessere Ergebnisse und erleichtert die Handhabung. Beim Einlauf- bzw. Klyso-Set von Dr. Wunder sind bereits zwei Darmrohre inkludiert.

Optimale Ergänzungen
Kreislauftee für jene, die zu niedrigem Blutdruck tendieren, sind z.B. Grüntee, Matcha, Mate oder der »N.R.Gi-Tee« mit Mate und Kakaoschalen von Dr. Wunder, der speziell für die Aktivierung des Kreislaufs entwickelt wurde und noch dazu köstlich schmeckt.

Basentee als zusätzliche Maßnahme auch über das Heilfasten hinaus zum Ausgleich einer chronischen Übersäuerung. Auch hier stellt Ihnen Dr. Wunder den »Basen-Tee« zur Verfügung.

Um Entgiftung und Stärkung der Leber noch intensiver anzuregen, ist es durchaus sinnvoll ergänzend eine Lebertinktur einzusetzen. Verwenden Sie hier den »Dr. Wunder Hepy-Bitter« (oder eine ähnliche leberwirksame Tinktur).

Klinoptilolith-Zeolith bzw. Bentonit hilft Ihrem Dickdarm zusätzlich bei der Entgiftung und unterstützt nachweislich die Darmsanierung.

Eine detaillierte Einkaufsliste mit Produktbildern (als pdf zum Herunterladen und Ausdrucken) finden Sie auch unter: www.wunderleicht.link/resetbonus

Rezept- und Zutatenverzeichnis

Stichwortverzeichnis

Bibliografische Information der Deutschen Nationalbibliothek
Die Deutsche Nationalbibliothek verzeichnet diese Publikation in der Deutschen Nationalbibliografie; detaillierte bibliografische Daten sind im Internet über http://dnb.d-nb.de abrufbar.

Programmplanung: Uta Spieldiener
Projektmanagement: Kathrin Hage
Redaktion: Anne Bleick
Bildredaktion: Christoph Frick, Caroline Merdian

Umschlaggestaltung und Layout:
CYCLUS · Visuelle Kommunikation, Stuttgart

Bildnachweis:
Umschlagfoto: CYCLUS Visuelle Kommunikation, modifiziert nach: ©iStock.com/aleksandarvelasevic (Frau) und ©iStock.com/LPETTET (Schmetterlinge)
Fotos im Innenteil: Meike Bergmann, Berlin
Zeichnungen: Grafikbüro Schaaf, Germersheim

1. Auflage 2020

www.trias-verlag.de

Printed in Germany

Satz und Repro: Fotosatz Buck, Kumhausen
Gesetzt in Adobe InDesign CS6
Druck: Westermann Druck Zwickau GmbH, Zwickau

Gedruckt auf chlorfrei gebleichtem Papier

ISBN 978-3-432-11024-0 3 4 5 6

Auch erhältlich als E-Book:
eISBN (ePub) 978-3-432-11025-7

Wichtiger Hinweis: Wie jede Wissenschaft ist die Medizin ständigen Entwicklungen unterworfen. Forschung und klinische Erfahrung erweitern unsere Erkenntnisse. Ganz besonders gilt das für die Behandlung und die medikamentöse Therapie. Bei allen in diesem Werk erwähnten Dosierungen oder Applikationen, bei Rezepten und Übungsanleitungen, bei Empfehlungen und Tipps dürfen Sie darauf vertrauen: Autoren, Herausgeber und Verlag haben große Sorgfalt darauf verwandt, dass diese Angaben dem Wissensstand bei Fertigstellung des Werkes entsprechen. Rezepte werden gekocht und ausprobiert. Übungen und Übungsreihen haben sich in der Praxis erfolgreich bewährt.

Eine Garantie kann jedoch nicht übernommen werden. Eine Haftung des Autors, des Verlags oder seiner Beauftragten für Personen-, Sach- oder Vermögensschäden ist ausgeschlossen.

Geschützte Warennamen (Warenzeichen®) werden nicht immer besonders kenntlich gemacht. Aus dem Fehlen eines solchen Hinweises kann also nicht geschlossen werden, dass es sich um einen freien Warennamen handelt.

Wo datenschutzrechtlich erforderlich, wurden die Namen und weitere Daten von Personen redaktionell verändert (Tarnnamen). Dies ist grundsätzlich der Fall bei Patienten, ihren Angehörigen und Freunden, z.T. auch bei weiteren Personen, die z.B. in die Behandlung von Patienten eingebunden sind.